《中国大百科全书》青少年拓展阅读版

U0352536

名将谱

影响历史的人

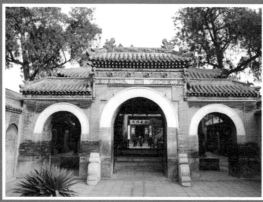

中国大百科全书出版社

图书在版编目（CIP）数据

名将谱·影响历史的人 /《中国大百科全书》青少年
拓展阅读版编委会编. --北京：中国大百科全书出版社，
2019.9

（中国大百科全书：青少年拓展阅读版）

ISBN 978-7-5202-0605-1

Ⅰ.①名… Ⅱ.①中… Ⅲ.①军事人物－生平事迹－
世界－青少年读物 Ⅳ.①R2-49

中国版本图书馆CIP数据核字（2019）第209324号

出 版 人：刘国辉

策划编辑：王　绚

责任编辑：王　绚　刘　杨

装帧设计：**WONDERLAND** Book design
仙境 QQ:344581934

责任印制：邹景峰

出版发行：中国大百科全书出版社

地　　址：北京阜成门北大街17号　　邮编：100037

网　　址：http：//www.ecph.com.cn　　电话：010-88390718

图文制作：北京鑫联必升文化发展有限公司

印　　刷：蠡县天德印务有限公司

字　　数：112千字

印　　数：1～10000

印　　张：8

开　　本：710mm×1000mm　　1/16

版　　次：2019年9月第1版

印　　次：2020年1月第1次印刷

书　　号：ISBN 978-7-5202-0605-1

定　　价：32.00元

序

百科全书（encyclopedia）是概要介绍人类一切门类知识或某一门类知识的工具书。现代百科全书的编纂是西方启蒙运动的先声，但百科全书的现代定义实际上源自人类文明的早期发展方式：注重知识的分类归纳和扩展积累。对知识的分类归纳关乎人类如何认识所处身的世界，所谓"辨其品类""命之以名"，正是人类对日月星辰、草木鸟兽等万事万象基于自我理解的创造性认识，人类从而建立起对应于物质世界的意识世界。而对知识的扩展积累，则体现出在社会的不断发展中人类主体对信息广博性的不竭追求，以及现代科学观念对知识更为深入的秩序性建构。这种广博系统的知识体系，是一个国家和一个时代科学文化高度发展的标志。

中国古代类书众多，但现代意义上的百科全书事业开创于1978年，中国大百科全书出版社的成立即肇基于此。百科社在党中央、国务院的高度重视和支持下，于1993年出版了《中国大百科全书》（第一版）（74卷），这是中国第一套按学科分卷的大百科全书，结束了中国没有自己的百科全书的历史；2009年又推出了《中国大百科全书》（第二版）（32卷），这是中国第一部采用汉语拼音为序、与国际惯例接轨的现代综合性百科全书。两版百科全书用时三十年，先后共有三万多名各学科各领域最具代表性的专家学者参与其中。目前，中国大百科全书出版社继续致力于《中国大百科全书》（第三版）这一数字化时代新型百科全书的编纂工作，努力构建基于信息化技术和互联网，进行知识生产、分发和传播的国家大型公共知识服务平台。

从图书纸质媒介到公共知识平台，这一介质与观念的变化折射出知识在当代的流动性、开放性、分享性，而努力为普通人提供整全清晰的知识脉络和日常应用的资料检索之需，正愈加成为传统百科全书走出图书馆、服务不同层级阅读人群的现实要求与自我期待。

《〈中国大百科全书〉青少年拓展阅读版》正是在这样的期待中应运而生的。本套丛书依据《中国大百科全书》（第一版）及《中国大百科全书》（第二版）内容编选，在强调知识内容权威准确的同时力图实现服务的分众化，为青少年拓展阅读提供一套真正的校园版百科全书。丛书首先参照学校教育中的学科划分确定知识领域，然后在各类知识领域中梳理不同知识脉络作为分册依据，使各册的条目更紧密地结合学校课程与考纲的设置，并侧重编选对于青少年来说更为基础性和实用性的条目。同时，在条目中插入便于理解的图片资料，增加阅读的丰富性与趣味性；封面装帧也尽量避免传统百科全书"高大上"的严肃面孔，设计更为青少年所喜爱的阅读风格，为百科知识向未来新人的分享与传递创造更多的条件。

百科全书是蔚为壮观、意义深远的国家知识工程，其不仅要体现当代中国学术积累的厚度与知识创新的前沿，更要做好为未来中国培育人才、启迪智慧、普及科学、传承文化、弘扬精神的工作。《〈中国大百科全书〉青少年拓展阅读版》愿做从百科全书大海中取水育苗的"知识搬运工"，为中国少年睿智卓识的迸发尽心竭力。

本书编委会

2019 年 9 月

目录

第一章 春秋、战国、秦、两汉

第二章 魏晋南北朝

第四章　宋辽金元

第五章 明清

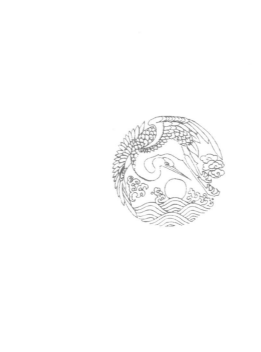

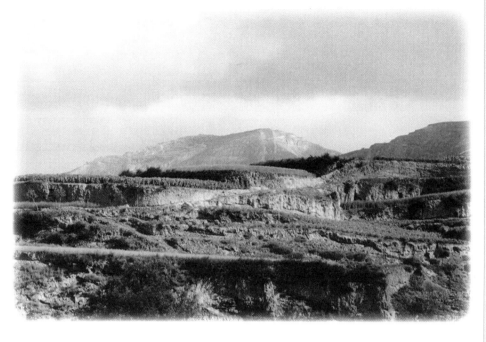

第一章　春秋、战国、秦、两汉

［一、孙武］

中国古代大军事学家、古代军事理论奠基者、春秋末期吴国将军。又称孙子。字长卿。齐国乐安（今山东惠民，一说博兴，或说广饶）人。

为齐国田氏（即陈氏）后裔，祖父田书伐莒（今莒县）有功，被齐景公赐姓孙氏。后齐国内乱，孙武出奔吴国。经吴国重臣伍子胥推荐，向阖闾进呈所著兵法 13 篇，被重用为将。吴、楚争夺霸权，长期战于江淮。孙武与伍子胥等辅助阖闾制定并实施自强其力、待机而动、分兵轮番袭楚的方略，使楚疲于奔命，国力耗损。周敬王十四年（前 506），阖闾采纳孙武等建议，乘楚国兵疲松懈之机，以唐（今湖北随州西北）、蔡（今河南新蔡）军队为前导，率军从楚守备薄弱的东北部实施迂回奇袭，一举攻入楚都

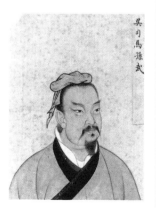

孙武

郢（今湖北荆州纪南城），楚国因此丧失了争霸力量。吴国西破强楚，北威齐、晋，显名诸侯，"孙子与有力焉"。产生于战争频繁、社会大变革时代的《孙子兵法》，集中反映了孙武丰富而深邃的军事思想。在中国和世界军事史上，孙武率先论述战争

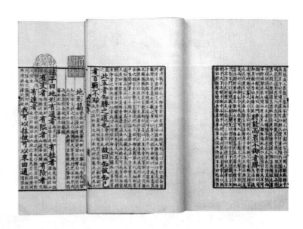

《孙子兵法》南宋刊本

全局问题，最早揭示出"知彼知己，百战不殆"等指导战争的普遍规律，深刻总结出"攻其无备，出其不意"等一系列至今仍有科学价值的作战指导原则，闪耀着朴素的唯物主义和辩证法思想的光辉。《孙子兵法》以其博大精深的战略理论彪炳古今中外，孙武则以"兵圣"之誉而名垂千古。

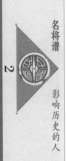

[二、范蠡]

春秋末期军事谋略家、政治家。生卒年不详。字少伯，楚国宛（今河南南阳）人。

与宛令文种一同赴越，为大夫。越王勾践即位后，范蠡主持军事，与主持政务的文种筹划振兴越国。周敬王二十六年（前494），吴越夫椒（今浙江绍兴北，一说今太湖中之西洞庭山）之战，越军惨败。后范蠡建议勾践请和存国，以屈求伸，并随勾践入吴，为臣仆三年（一说二年），备尝屈辱。获释归国后，范蠡与文种等，为勾践制定结好齐、晋、楚，表面卑事吴王夫差，暗中积聚力量的兴越方略。数年之间，越国强盛。三十八年，范蠡乘吴王夫差率兵北上争霸之机，出谋袭吴，率师一部沿海溯淮以绝夫差归路，配合勾践所率主力歼吴都姑苏（今江苏苏州）

守军，俘吴太子，迫夫差求和。

四十二年，勾践采纳范蠡、文种建议，再次乘隙攻吴，以两翼佯动、中央突破、连续进攻的战法，大败吴军于笠泽。其后夫差被越军久困而求和，范蠡力主不可纵敌贻患，终成灭吴之功。后隐退入齐，又移居陶（今山东定陶西北），易姓朱，称陶朱公，经商致富，寿终。范蠡善观大局，认为对敌应据国势强弱而决策，强则戒骄逸，处安有备，弱则暗图强，待机而动。用兵善乘虚蹈隙，出奇制胜。《汉书·艺文志》记有范蠡兵法二篇，已佚。

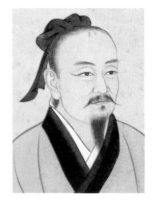

范蠡

［三、吴起］

战国初期军事家、政治家。卫国左氏（今山东定陶西）人。

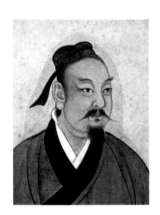

吴起

初为鲁将破齐军，后入魏为将。周威烈王十七年（前409），吴起率军攻取秦河西地（今陕西东部黄河西岸地区）。任魏西河郡守20余年，致力改革政治、经济、军事，创建了一支经过严格选拔和训练的"武卒"，与诸侯国作战数十次，开疆拓地，战绩卓著。后遭大夫王错陷害，被迫于周安王十九年（前383）投奔楚国。先任宛（今河南南阳）守，一年后升令尹，掌军政大权，主持变法。吴起针对楚国积弊，剥夺旧贵族政治、经济特权，裁减冗员冗费，用于选练军队，以求富国强兵。仅一年，贫弱的楚国开始强盛，兵威四方。二十一年，楚悼王死，反对改革的旧贵族乘机杀害吴起。历史上，吴起作为政治家与商鞅齐名，作为军事家与孙武并称。他能征善战，治军严明，与士卒共甘苦，传曾亲为士卒吮疮毒，深得部众之心。相传由吴起著的《吴子》一书，在中国古代军事典籍中占有重要地位。

［四、孙膑］

战国时期军事家。生卒年不详，约活动于公元前 4 世纪下半叶。

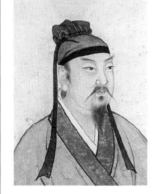

孙膑

孙武后裔。齐国阿（今山东阳谷东北）、鄄（今山东鄄城北）一带人。传与庞涓同时师从鬼谷子习兵法。庞涓为魏惠王将军，因嫉孙膑之才而将其骗至魏国，施以膑刑（割去膝盖骨），故称孙膑。后为齐国使者秘密带回齐国，经将军田忌举荐，被齐威王重用为军师。在齐、魏争雄具有重要意义的桂陵之战、马陵之战中，孙膑与田忌指挥齐军两次击败魏军，迫庞涓自杀，使齐国成为强国。他在作战中运用避实击虚、攻其必救的原则，创造了著名的"围魏救赵"战法，为古往今来兵家所效法。孙膑及其弟子所撰《孙膑兵法》继承了孙武的军事思想，总结战国中期以前的战争经验，具有鲜明的时代特色，给后世留下了宝贵的军事理论遗产。

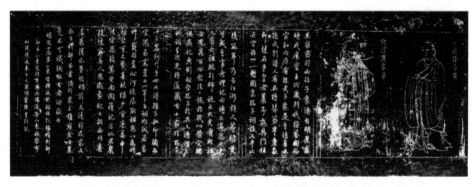

中国古代军事家孙武、孙膑的军事思想充满了朴素唯物的辩证法精神

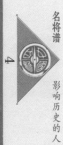

[五、赵武灵王]

战国中期赵国国君，政治、军事改革家。名雍。生于邯郸（今河北邯郸），卒于沙丘（今河北巨鹿东南）。

周显王四十四年（前325）即位。时赵无力与齐、秦抗衡，且受困于中山、三胡的侵扰。赵武灵王志在图强，决心全力攻灭中山、破三胡，待机逐鹿中原。怂恿中山国君称王，使之陷于孤立；支持韩、赵、魏合纵抗齐、秦，以免大国干涉赵的行动。周慎靓王三年（前318），与韩、魏合纵攻秦函谷关。周赧王元年（前314），力主存燕伐齐，护送燕昭王回国拒齐。六年，出九门（今河北正定东南），筑野台，窥察齐、中山地形。八年，率兵攻中山。次年又攻中山至宁葭（今石家庄西北），西掠林胡至榆中（今内蒙古河套东北部），林胡王献马请和。同年，遣使察诸侯动静，利用秦、齐矛盾，暗中倒向秦国，以牵制齐国，而又不出一兵一卒助秦，保存实力以北图。同时派赵固在代地主持攻胡事宜，收编胡人骑兵。十年，统领左、中、右三军，由牛翦率车骑，赵希率胡、代兵，出井陉关（今河北井陉境），会于曲阳（今曲阳西），攻取丹丘（今唐县西）、华阳、鸿上塞（均在今唐县西北），赵武灵王自率军取鄗（今河北柏乡北）、石邑（今石家庄西南）、封龙（今石家庄西南）、东垣（今石家庄东北），中山王献四邑请和。

十三年，针对北方游牧民族慓悍善骑的特点，为加强上党等边郡防务及灭中山、破三胡计，着手组建一支适于沙漠戈壁地区作战的轻便灵活的骑兵部队。遂排除干扰，移民实边，命北部边郡的将军、大夫、戍吏皆着东胡貉服，上衣下裤，戴皮帽，着皮靴，以便于骑乘。十五年，又专辟原阳（今呼和浩特东南）为骑邑，将北方边郡的步、车兵改编为骑兵加以训练。同年，率胡服骑兵出师中山，取地北至燕、代，西至云中（今内蒙古托克托东北）、九原。次年五月，传位于少子何，自号主父，主持军事，专事攻中山。乘齐、韩、魏三国合纵攻秦，无暇他顾之机，率兵向西北攻掠胡地。十八年，率兵出代西，大败楼烦于西河（今山西北部黄河以东地区），收编胡人骑兵。次年，与燕共灭中山，迁其王于肤施（今陕西榆林东南）。二十年，在沙丘之乱中，饿死于沙丘宫。

赵武灵王深谋远虑，锐意革新，以务实态度推行胡服骑射，又以灵活的邦交策略，成就其灭中山、破三胡之功，使赵国武力大增，成为战国后期的抗秦主力。在赵国影响下，中原各国陆续组建骑兵，推动了战争方式的变化。

胡服的特征是衣长齐膝，腰束郭洛带，用带钩，穿靴，便于骑射活动。当时的其他国家争相仿效赵国的改革，胡服的应用不断扩大。因为胡服轻便实用，所以很快从军队传至民间，被广泛采用。从此，胡服新装不断涌现。唐代流行于西域地区以及印度等国的胡服，形制为锦绣浑脱帽、翻领窄袖袍、条纹小口裤和透空软锦靴。流行的原因是初唐至极盛时期，中原与西域经济文化交往及胡舞的兴盛。

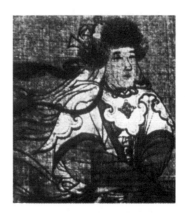

戴皮帽穿胡服的贵妇
（《文姬归汉图》局部）

名将谱　影响历史的人

［六、白起］

战国时期秦国名将，军事家。又称公孙起。郿（今陕西眉县东）人。

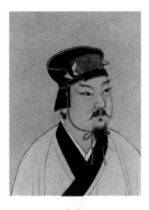

白起

初为左庶长，由相国魏冉举荐，任主将攻韩、魏，旋升左更。周赧王二十二年（前293）伊阙（今河南洛阳龙门）之战，白起用避实击虚、先弱后强的战法，全歼韩、魏联军二十四万，因功晋升国尉。次年，再升大良造。此后三十余载，驰骋于韩、赵、魏、楚等国，屡次获胜，攻取七十余城。三十六年，白起乘楚国防备松懈，率军数万深入楚地，大破楚军，攻克楚都，追楚王徙都，受封武安君。四十二年，赵、魏联军攻韩华

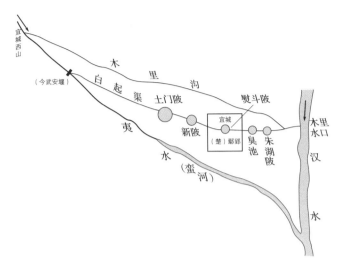

白起渠最早是白起为攻克鄢城，在鄢城西面约百里处筑堤凿渠，引西山长谷水灌所建的战渠

阳（今河南新郑北），白起与客卿胡阳率军救韩，急行八日，不失战机，大败联军，斩魏军十三万，将赵卒两万驱入河中淹死。五十五年，秦、赵长平之战，白起针对赵军统帅赵括骄躁轻敌、缺乏实战经验的弱点，诱其率军脱离有利阵地，予以分割包围，射杀赵括，史称他坑杀降卒四十万。白起欲乘胜灭赵，因遭相国范雎嫉妒而未果。后秦昭王多次强令白起率军攻赵，白起分析前后形势有异，攻赵必败，不愿做辱军之将，拒不受命，触怒昭王，贬为士伍，五十八年十二月被迫自杀。白起戎马一生，勇谋兼备，长于野战进攻，料敌用兵，战必求歼，为秦国统一大业立下卓著功勋。后世多称赞其巧妙用兵而讥评其杀戮无度。

［七、廉颇］

战国后期赵国名将。生卒年不详。

周赧王三十二年（前283），廉颇率军攻齐获胜，赵惠文王封其为上卿。曾居功骄傲，对出身低微、资历甚浅的蔺相如位居己上不服，后知蔺相如顾全大局，确有相才，遂负荆请罪，结成生死之交，协力抗秦，传为美谈。廉颇为将刚勇，用兵持重，多次率军击败齐、魏等国。五十五年，秦、赵长平之战，廉颇为赵军主将，初战失利后，鉴于秦军势盛，但远离国土，不能久战，即固垒坚守，阻止

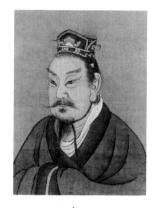

了秦军的进攻。后赵孝成王中秦离间计，以赵括代廉颇为主将，改变廉颇战法，终致赵军惨败。赵孝成王十五年（前251），廉颇率军击败攻赵的燕军，受封信平君，摄行相国职。赵悼襄王时，廉颇不得志，出奔魏都大梁（今河南开封）。后赵国屡遭秦军攻击，拟再任廉颇为将抗秦。廉颇亦急欲归国效力，因权臣作梗，未能遂愿。后居楚，忧虑而逝。

廉颇在戏剧中的人物形象

[八、李牧]

战国末年赵国名将。

赵孝成王时，长期驻守赵北部边境防御匈奴。先是坚壁自守，数年不战，示弱以麻痹匈奴，同时积粮练兵，厚待士卒，养精蓄锐。待时机成熟，诱匈奴主力来攻，布阵设伏，两翼包抄，歼匈奴10万余骑，又乘胜前进，破东胡，降林胡，声威大震，使匈奴不敢进犯。此后，李牧继廉颇、赵奢成为赵国的主要统兵将领。赵王迁二年（前234），赵国遭秦将桓进攻，丧师10万，形势危急。此时，李牧被任命为大将军，率军与秦军激战于宜安（今河北石家庄东南），大败秦军，受封武安君。四年，秦军进至番吾（今灵寿西南），畏李牧而退。七年，秦将王翦等分南北两路大举攻赵，李牧与司马尚率兵抗御，秦军受阻。秦因两次攻赵均为李牧等所败，乃以重金贿赂赵王宠臣郭开、韩仓，使其诬告李牧等谋反。赵王听信谗言，逼李牧自尽，解除司马尚兵权。5个月后，赵都邯郸即为秦军所破。

李牧

[九、田单]

战国时名将。系田齐宗室的疏远族属。生卒年不详。

齐湣王时为临淄（今山东淄博东北）市掾。燕将乐毅破齐时，田单与族人避居安平（今山东临淄东北）。安平城破，他又命族人尽断车轴末端，用铁包裹轴头，使之坚而易行，得以免为燕军所虏，东保于即墨（今山东平度东南）。即墨大夫战死，田单被推为将军，守即墨拒燕。燕惠王继位，田单闻乐毅与燕新君有隙，乃纵反间于燕，使燕惠王遣骑劫代乐毅为将。他又自称得神人相助，设计使燕军尽劓所俘齐卒，掘烧齐人冢墓，以

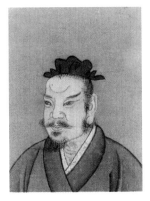

田单

激怒齐人。为麻痹燕军，田单还遣使约降于燕，令即墨富豪献金于燕将以求乞保护。

齐襄王五年（前279），田单大破燕军。他搜集城中千余条牛，饰以绘有五彩龙文的绛色缯衣，缚兵刃于牛角，灌油脂于芦苇而系于牛尾，于夜间点燃，牛因而直奔，突燕军。齐壮士五千随后冲杀，大破燕军，杀其将骑劫。田单乘胜挥军尽收失地七十余城，由莒（今山东莒县）迎齐襄王入都临淄。田单因功被任为相，封为安平君，后又益封夜邑（今山东掖县）万户。田单后又事赵，《史记》载他于赵孝成王元年（前265）将赵师攻燕，又攻韩。次年，田单为赵相。

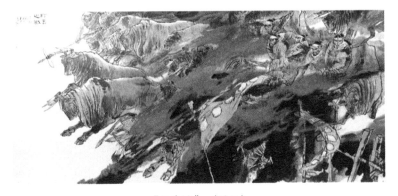

"火牛阵"（国画）

［十、王翦］

战国末年秦国名将。生卒年不详。

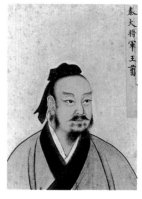

秦大将军王翦

王翦

频阳（今陕西富平东北）人。幼习兵略，为将持重，老谋深算。秦王政十一年（前236），与桓齮、杨端和领军攻赵，取阏与（今山西和顺）等9城。十八年，趁赵饥，率秦上郡（治肤施，今陕西榆林东南）兵与杨端和所率河内郡（今河南黄河以北地区）兵夹攻赵都邯郸（今属河北）。因秦军屡败于李牧，遂施反间计，除李牧，迅取邯郸，尽占赵之东阳（今河北太行山以东），俘赵王迁，进而屯兵中山，临燕南界。二十年，受命攻燕，败燕军和赵公子嘉的代军于易水西。次年，率大军破燕太子丹军，攻下燕都蓟城（今北京城区西南）。二十三年，秦王政在李信攻楚失败后，不得不纳王翦之议，命其率60万大军灭楚。王翦因手握重兵，出征时向秦王多请田宅为子孙业，以消除秦王疑惧之心，确保出师必胜。率军进至平舆（今河南平舆北）驻屯，采取稳扎稳打、坚壁固守、消耗疲惫楚师的作战方针，趁其无所得而撤师东还时，挥军追击，大败楚军，追至蕲（今安徽宿州东南），杀楚大将项燕。次年，攻下楚都寿春（今寿县），俘楚王负刍。二十五年，平定楚之江南地，乘胜征服百越。

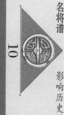
［十一、蒙恬］

秦代名将。祖先为战国时齐国人。其祖父蒙骜入秦，屡立战功。父蒙武亦为一代名将。

蒙恬早年学法律，曾为狱官，典掌文学。秦王政二十六年（前221），因家世得为军将，大破齐国，拜为内史。秦始皇统一六国后，蒙恬奉命将30万众，

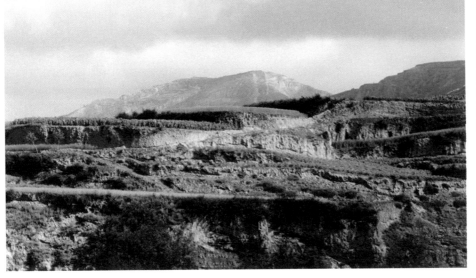

窑店秦长城遗址

北逐匈奴，收复河南地（今内蒙古河套地区），并且因河为塞，临河筑44座县城，迁谪戍居住。又监修长城、直道。长城逶迤万余里。直道自九原抵云阳，全长1800里，因难修，未完工。这些措施对防止匈奴侵扰发挥了重大作用。蒙恬驻兵上郡十余年，威震匈奴。其弟蒙毅也位至上卿。在将相大臣中，蒙氏兄弟与秦始皇关系最为亲近。秦始皇于始皇帝三十七年巡游会稽，北还至沙丘病死。中车府令赵高与丞相李斯、公子胡亥密谋篡改诏书，立胡亥为太子，遣使者赐公子扶苏、蒙恬死，结果扶苏自杀。蒙恬疑诏书有诈，不肯就范，被囚禁于阳周，蒙毅也被囚禁于代。赵高与蒙毅有私怨，又担心蒙氏兄弟复贵对己不利，遂罗织罪名，加以陷害。秦二世胡亥即帝位后，处死蒙毅，迫使蒙恬服毒自杀。

[十二、项羽]

秦末重要的反秦将领之一。下相（今江苏宿迁西南）人。名籍，字羽。祖父项燕为战国末年楚国将领。

项羽少时学习书法和剑术，都无成就，叔父项梁教他兵法，他略知大意，也不肯深学，然力能扛鼎、才气过人。秦始皇东游会稽时，他在路旁观看，曾说："彼可取而代也。"

秦二世元年（前209）七月，陈胜、吴广首义反秦。同年九月，项梁与项羽也举吴中兵反秦。陈胜牺牲后，项梁、项羽所部成为当时反秦武装的主力。项梁阵亡后，秦将章邯率军击赵。义军领袖楚怀王命宋义为上将军，项羽为次将，率兵救赵。项羽袭杀宋义，受命为上将军，统率全军，随即亲自率全军渡河，破釜沉舟，大破秦军。从此，各路诸侯军都听从项羽指挥。又招降章邯，在新安城南将秦卒20万全部坑杀。

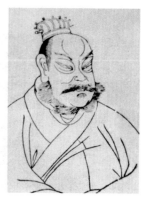

项羽

项羽入关后，企图消灭先入定关中的刘邦，独霸天下。因刘邦卑辞言和，双方暂时和解。项羽随即引兵西屠咸阳，诛秦降王子婴，掳掠货宝和美女东归，秦民大失所望。汉高祖元年（前206），项羽以义军共主楚怀王为义帝，都郴，又分封诸侯，自立为西楚霸王。不久，田荣、陈余、彭越等相继举兵反楚。汉王刘邦也还定三秦，决策东向，于是爆发楚汉战争。

楚汉之争时，项羽取得一系列战役的胜利，但其政治、军事上的弱点却导致他的最终失败。汉高祖五年十二月，楚军被围困于垓下（今安徽灵璧东南），人少食尽。汉军四面唱起楚歌。项羽与虞姬对饮，慷慨悲歌："力拔山兮气盖世，时不利兮骓不逝，骓不逝兮可奈何，虞兮虞兮奈若何！"随即引兵突围至乌江（今安徽和县东北），自刎而死。项羽自刎前，仍称"此天之亡我，非战之罪也"，不能认识自己终致失败的原因。汉高祖刘邦以鲁公礼葬项羽于谷城。

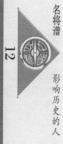

［十三、韩信］

秦末汉初军事家。淮阴（今属江苏）人。

自幼家贫。陈胜、吴广起义后，韩信始投项梁，继附项羽，后从刘邦。汉王元年（前206），经丞相萧何力荐，始为大将，协助刘邦制定还定三秦以夺天下的方略。楚汉战争期间，韩信率兵数万，开辟北方战场。破魏之战，针对魏军部署，佯作正面渡河之势，暗从侧后偷渡，攻其不备，俘获魏王豹。井陉之战，背水为阵，使将士死地求生，人自为战，大破赵军。潍水之战，借助河水，分割楚军，将齐、楚联军各个击灭。四年二月，被封为齐王。参与指挥垓下（今安徽灵璧南）决战，击灭楚军。韩信熟谙兵法，战功卓著，为汉王朝的创建作出了重要贡献。其用兵之道为后世所推崇。刘邦虽用韩信而心存疑忌，故在项羽败亡后，即夺其兵权，徙为楚王，继黜为淮阴侯。吕后又与萧何定计，于汉高祖十一年正月诱韩信至长乐宫，以谋反罪名杀之。韩信著有兵书三篇，参与整理兵家著作，还收集、补订了军中律法，均已失传。

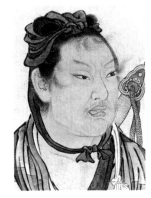

韩信

[十四、周勃]

西汉初年的开国功臣。祖先为卷（今河南原阳西南）人，后徙居沛（今江苏沛县）。

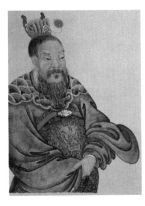

周勃

早年以织薄曲（蚕具）为生，常以吹箫助人料理丧事。秦二世元年（前209）九月，随同刘邦起兵反秦。在推翻秦王朝、楚汉战争和汉初平定异姓诸侯王叛乱的过程中，统率主力部队，经常为禁旅前锋，功勋卓著。刘邦称帝后，周勃受封为绛侯，食邑8180户，先后任太尉、相国。

周勃为人质朴，不善言词。汉高祖刘邦临终前，吕后询问丞相人选。高祖曾说，周勃重厚少文，将来安定刘氏天下的一定是他，可以任为太尉。高祖死后，周勃以列侯事惠帝。惠帝六年（前189）任太尉。吕后死后，诸吕秉权，危及刘姓统治。周勃与丞相陈平合谋，联络朱虚侯刘章等宗室重臣，平定了诸吕之乱，并迎立代王为帝（即汉文帝刘恒）。

文帝即位后，周勃为右丞相，却不熟悉丞相职守。文帝曾询问全国一岁决狱和钱谷出入的数目，他无言以对。文帝很不满意，周勃只好称病请辞。后一度复出，终遣归封国。周勃怕文帝杀他，在封国时经常身穿甲胄，令家人执持兵器。有人告发他企图谋反，结果被廷尉逮捕下狱。虽得赦免，复爵邑就国，但未再受重用。卒，谥武侯。

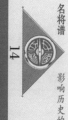
[十五、周亚夫]

汉文、景之世名将。周勃次子，因兄胜之杀人被处死，故得嗣爵，封为条侯。

文帝后元六年（前158），匈奴大举侵扰上郡、云中，京城长安告警。周亚

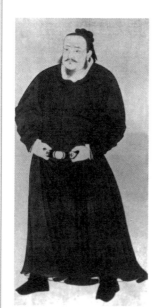

周亚夫

夫以河内太守被任为将军，驻屯细柳。因治军谨严有方，不久迁中尉，负责京城治安。汉景帝刘启即位后，任亚夫为车骑将军。三年（前154）吴楚七国发动叛乱，周亚夫以太尉率军平叛。他会兵荥阳，固守昌邑，待机以轻骑断绝吴军粮道。最后以精兵出击，不到三个月，就平定了叛乱。五年后，周亚夫迁为丞相，很受景帝器重。不久，因不同意废栗太子，又在王皇后兄王信和匈奴降王徐卢五人封侯等政事上与景帝旨意相左，加以梁孝王的挑拨和诬陷，受到景帝猜忌，中元三年(前147）被免除丞相职务。景帝后元元年（前143），周亚夫子私买工官尚方甲盾五百具，备作其父葬器，被人告发，事连周亚夫。廷尉召亚夫对质，并逼其供认

谋反。周亚夫不服，绝食五日，呕血而死。

［十六、卫青］

中国汉武帝时抗击匈奴的将领。

卫青因同母异父姊卫子夫得幸于武帝，故冒姓卫氏。长大后为平阳公主骑从，后与平阳公主成婚。先后任建章监、侍中、太中大夫。

武帝为根绝匈奴侵扰，一反西汉初年的和亲政策，发动大规模抗击匈奴的战争。卫青自元光六年（前129）拜车骑将军始，先后七次领兵出击。元朔元年（前128）及二年率军出云中，迂回至陇西，驱逐匈奴白羊王、楼烦王部众，收复河南地（今内蒙古河套地区）。此后，汉朝廷于此置朔方郡（治今内蒙古杭锦旗北），解除了匈奴骑兵对都城长安的直接威胁。卫青以功封长平侯。至五年，又率军出朔方，击溃匈奴右贤王，俘虏裨王十余人，遂拜大将军。元狩四年（前119），与霍去病分兵出击匈奴。出定襄塞外千余里，包围匈奴伊穉斜单于。单于突围溃走，精锐丧失殆尽。乘胜追至寘颜山赵信城（约在今蒙古杭爱山以南）而还。汉军占领朔方以西至张掖、居延间的大片土地，保障了河西走廊的安全。此后近20年，

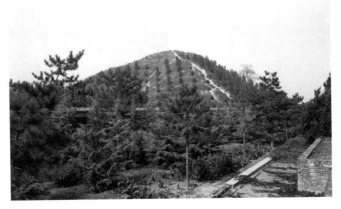

卫青墓

汉匈之间一直没有发生大规模的战争。卫青以此拜大司马大将军。

卫青一生与匈奴作战，捕斩首虏 5 万余级，益封 16300 户。地位尊崇，但不以权势树党，不干预朝政，体恤士卒，颇得人心，然排斥压抑名将李广。

[十七、霍去病]

汉武帝时抗击匈奴的名将。

18 岁即以皇后姊子为侍中。元朔六年（前 123）随大将军卫青出征，率八百轻骑击匈奴，捕斩首虏两千余级，封冠军侯。元狩二年（前 121）升任骠骑将军。前后凡 6 次出击匈奴。

元狩二年，率万骑出陇西，越过焉支山（今甘肃山丹东南）千余里，缴获休屠王"祭天金人"。同年夏，再出陇西、北地两千余里，进军祁连山，捕斩首虏 3 万余级，沉重打击匈奴右部。不久，匈奴浑邪王杀休屠王，率部 4 万余人归汉。汉分徙其众于边塞之外，因其故俗置五属国。在其故地先后设立武威、张掖、酒泉、敦煌四郡，由此沟通自内地与西域的直接交往，对西汉和匈奴势力的消长发生显著的影响。

元狩四年，与卫青分兵出击匈奴，出代、右北平两千余里，封狼居胥山（今蒙古乌兰巴托以东），登临翰海（今俄罗斯贝加尔湖），虏获 7 万余级。益封5800 户，拜大司马骠骑将军，秩禄与大司马大将军卫青等同，恩宠则过之。

霍去病用兵注重实际，不死守兵法。武帝曾想教他学兵法，他说，用兵要根据具体情况制订作战方略，不能单学兵

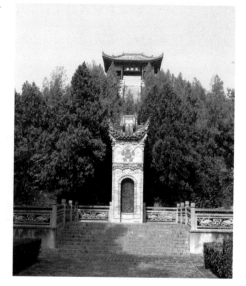

霍去病墓

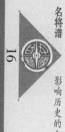

法。武帝要为他修治宅第，他又说："匈奴不灭，无以家为。"在打仗时，他总是身先士卒，经常率领部队担任大军的先锋。然少时长于宫中，自恃显贵，不能抚恤士卒。死于元狩六年（前117），终年不到30岁。

[十八、刘秀]

东汉王朝的开国皇帝。庙号世祖，谥光武帝，25～57年在位。字文叔。南阳蔡阳（今湖北枣阳西南）人，汉高祖刘邦九世孙。

王莽末年，赤眉、绿林起义先后爆发。地皇三年（22），刘秀与其兄刘縯抱着恢复刘姓统治的目的，起兵于舂陵（今湖北枣阳南）。初战不利，遂与绿林军下江兵联合。次年二月绿林军建立更始政权后，刘縯任大司徒，刘秀任太常、偏将军。地皇四年六月，新莽大军围绿林军于昆阳（今河南叶县）。刘秀突围调集援兵，与留守城内的义军合击，重创莽军，对于绿林军入关和新莽政权的覆灭，起了决定性的作用。

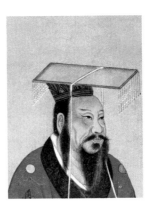

汉光武帝刘秀

刘秀在昆阳之战中立了大功之后，逐渐与农民军分庭抗礼。新莽政权覆灭，更始帝北都洛阳，刘秀行大司马事，不久赴河北地区镇抚州郡。次年封萧王。河北地区的豪强地主先后归附。刘秀羽翼已丰，遂拒绝听从更始政权的调动。同年秋，破降和收编河北地区的铜马等地农民起义军，扩充实力，故有"铜马帝"之称。建武元年（25）六月，正式称帝于鄗（今河北柏乡北），重建汉政权，不久定都洛阳，史称东汉。东汉王朝建立后，经过十二年的努力，刘秀终于消平群雄，完成统一事业。

光武帝即位后，首先致力于整顿吏治，加强专制主义中央集权。他鉴于西汉王朝的教训，"退功臣而进文吏"，虽封功臣为侯，赐予优厚的爵禄，但禁止他们干预政事。对诸侯王和外戚的权势，也多所限制。在行政体制上，刘秀进一步抑夺三公职权，"虽置三公，事归台阁"，使全国政务都经尚书台，最后总揽于皇帝。又加强监察制度，提高刺举之吏的权限和地位。建武六年，刘秀又令司隶州牧简省吏员，全国共并省四百多个县，吏职减省至十分之一。这些措施达到"总揽权纲"的目的，提高了官僚机构的行政效率。

与此同时，刘秀还采取不少措施来安定民生，恢复残破的社会经济。如建武六年下诏恢复三十税一的旧制，并且罢郡国都尉官，停止地方兵的都试，一度废除更役制度。次年又令轻车、骑士、材官、楼船士及军假吏遣散还乡，发弛刑徒屯田边境以代替征调的戍卒，等等。因而，东汉初年百姓的租赋徭役比起西汉后期和战争期间明显减轻。特别是建武二年至四年，前后九次下诏释放奴婢，或提高奴婢的法律地位。规定民有被卖为奴婢而愿意归随父母的听其自便，奴婢主人如果拘留不放，就依法治罪；对于没有释放的官私奴婢，也在法律上给予一定的人身保障，规定杀奴婢的不得减罪，炙伤奴婢的要依法治罪；又废除奴婢射伤人处死刑的法律。这些措施的实行，使大量奴婢免为庶人，对于广大流民返回农村，促进生产，无疑起了积极的作用。建武初年，全国户籍遗存的人口只有十分之二，田野荒芜，到建武五年情况明显好转。建武十五年，汉光武帝针对当时"田宅逾制"和隐瞒土地户口的严重现象，下令全国检核土地户口。郡县守、令不敢触动贵戚官僚和世家豪族，反而在清查过程中多为诈巧，"优饶豪右，侵刻羸弱"。结果，激起各地农民的反抗，郡国的豪强大姓也乘机作乱。对此，刘秀采取不同的对策，在处死度田不实的河南尹张伋等十几名郡守之后，下令停止度田，以维护来之不易的稳定局面。

汉光武帝居安思危，勤于政务，自奉节俭，对于开创"光武中兴"的局面有直接的关系。

[十九、马援]

东汉初名将。字文渊。扶风茂陵（今陕西兴平东北）人，出身官宦世家。

新莽时，任郡督邮。因私纵重囚，亡命北地（今甘肃庆阳西北）。遇赦，留居当地经营牧畜，役属宾客数百家。后为新成大尹（新莽改汉中为新成，太守为大尹）。新莽败亡后，马援投奔割据凉州的军阀隗嚣，颇受敬重，任绥德将军。建武四年（28），曾为嚣奉书洛阳，受到汉光武帝刘秀礼遇。后隗嚣遣长子恂入质东汉王朝，马援随同至洛阳。隗嚣公开反叛东汉王朝后，马援为光武帝谋划，并往来游说，离间隗嚣部属。

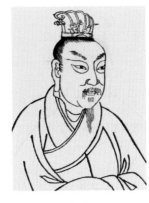

马援

建武八年，光武帝亲征，马援聚米为沙盘，分析形势，指画进军途径，使光武帝得以顺利击溃隗嚣。因王莽末年入据金城属县的西羌酿成边患，建武十一年，马援任陇西太守，率军先击破先零羌于临洮（今甘肃岷县）。随后，又击降武都参狼羌，于是陇右诸羌平定。建武十六年征为虎贲中郎将。次年，交趾郡征侧、征贰聚兵反抗东汉王朝，九真、日南、合浦起而响应。马援又被拜为伏波将军，领兵南下，平定二征，并进击征侧余部都羊等，悉平岭南，因功封新息侯。马援行军所过，经常为郡县修治城郭，穿渠灌溉，以利百姓。此后，匈奴、乌桓侵扰三辅，马援又主动请兵出击。建武二十四年，又领兵远征武陵、五溪。次年，汉军受阻于壶头（今湖南桃源西南），士卒多疫死，援亦病死于军中。汉光武帝因帝婿黄门郎梁松之谮，追收马援新息侯印绶。永平初，汉明帝纳马援女，立为皇后。因明帝禁外戚之家封侯预政，故马援未得入云台二十八将。至建初三年（78），汉章帝使五官中郎将持节追策，谥援为忠成侯。援著《铜马相法》，并铸铜马，以为名马法式。

[二十、班超]

中国东汉外交家、军事家。字仲升。扶风安陵（今陕西咸阳东北）人。

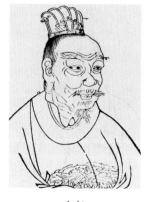

班超

父班彪、兄班固。明帝永平十六年（73），奉车都尉窦固伐北匈奴，以班超为假司马，将兵别击伊吾，战于蒲类海（今新疆巴里坤湖），有功。随后，固又遣超率吏士36人出使西域南道，在鄯善（今新疆若羌一带）定计消灭了匈奴使者，使鄯善专心臣服于汉。窦固奏报朝廷，升超为军司马。班超复受命出使，使于阗（今新疆和田一带）也臣服于汉。十八年，焉耆（今新疆焉耆一带）、龟兹攻杀西域都护陈睦；适逢明帝去世，汉朝尽撤西域屯兵，超独留疏勒，孤立无援，龟兹、姑墨（今新疆阿克苏一带）不断前来攻击。章帝下诏命超还朝。班超回到于阗，于阗王侯等苦苦挽留，超因此复还疏勒。建初三年（78），班超率疏勒、于阗等国兵大败姑墨，想乘此平定西域，遂上疏请兵。朝廷遣假司马徐幹率兵增援超。八年，拜超为将兵长史。次年，又遣和恭等率兵受超指挥。时莎车（今新疆莎车一带）与龟兹连兵，疏勒王忠亦叛，班超设计擒杀之。章和元年（87），班超率于阗诸国兵大破莎车，莎车降，威震西域。贵霜王遣使奉献，并求娶汉公主，被超拒绝，因此怀怨。和帝永元二年（90），贵霜遣其副王谢率兵七万越过葱岭攻超，为超所败，此后不敢再侵犯。三年，龟兹、姑墨皆降，汉廷以超为西域都护，驻龟兹境。六年，超率龟兹、鄯善诸国兵讨焉耆，大破之，斩其王，西域遂平，五十余国都遣质子臣属于汉。七年，封超为定远侯。九年，班超遣甘英出使大秦，抵达安息西境，未到大秦而还。十二年，班超年老，上疏请归，诏还。十四年，到洛阳，拜射声校尉，不久去世。班超在西域31年，主要依靠当地兵力，平定了城郭诸国的内乱，对外抵御了强敌，人心向附。自汉置西域都护以来，班超功绩最为卓著。

[二十一、曹操]

东汉末权臣，政治家、军事家和文学家。字孟德。沛国谯县（今安徽亳州）人。

父曹嵩，为宦官曹腾养子，虽官至太尉，仍为士族所鄙。20岁以孝廉为郎，后以骑都尉，参与镇压颍川黄巾起义军，任西园八校尉之一的典军校尉。中平六年（189）因董卓专权，逃离洛阳，至陈留（今河南开封东南）散家财，聚兵5000人，与袁绍为首的关东州郡军一起讨伐董卓。当时诸军畏卓，唯操出战，董卓西逃，袁绍表操为东郡太守。初平三年（192）青州黄巾起义军攻入兖州，杀刺史，州吏拥曹操领兖州牧，率兵

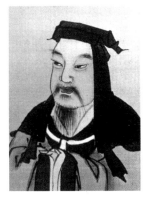

魏武帝曹操

打败黄巾军30余万，收其精锐为部下，号"青州兵"。在随后几年的兼并战争中，表现出杰出才能：败袁术，破陶谦，平张邈，灭吕布，逐渐壮大成一支与袁绍相对抗的力量。建安五年（200）官渡之战，曹操以少胜多，打败袁绍十万大军，陆续攻占原属袁绍的冀、青、幽、并四州。十二年，又消灭曾收留袁绍二子、以辽西柳城（今辽宁朝阳西南）为根据地的乌桓势力，基本统一北方。

曹操根据毛玠、荀彧谋划，于建安元年将处于困境的汉献帝从洛阳迎到自己势力范围内的许县（今河南许昌东），并迁都于许。从此，他"奉天子以令不臣"，政治上主动，号召力增强。他采纳枣祗建议，募民屯田许下，得谷百万斛。后推广到许多州郡，所在积粟，仓廪皆满。从物质供应上保证了战争的胜利。他精通《孙子兵法》，是为此书作注的第一人。著有兵书十万余言。善于运用古代军事学说和战略战术，"因事设奇，谲敌制胜，变化如神"。

他多次下令求贤，要求"唯才是举"。与东汉重视德行、门第不同，只要才干杰出，有治国用兵之术，即使出身微贱，名声卑污，他都考虑予以重用。同时，豪强大族率众投奔者，也极力笼络，崇以官职。他不完全否定德行、门第标准，

而且很重视对名士的争取。但部下对他如不竭诚效忠，一经发觉，立即清除。"天下忠正效实之士咸愿为用"，手下人才济济。

曹操"揽申、商之法术"，强调"拨乱之政，以刑为先"。在此思想指导下，他残酷镇压人民反抗。同时对豪强大族的不法行为也往往给予严厉打击。

建安十三年进位丞相，率军南征。荆州刘表适病卒，子琮归降。操进军江陵，沿长江顺流东下，与孙权、刘备联军会战于赤壁，大败而归。从此转向巩固北方的统治，镇压朝廷中异己力量，继续消灭北方残余割据力量。建安

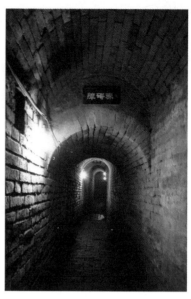

亳州古地下道（即曹操运兵道）

十六年讨平关陇地区马超、韩遂；四年以后又征降汉中的张鲁，为代汉作了充分准备。建安十八年曹操封魏公，建魏国，都于邺。魏国拥有冀州十郡之地，置丞相以下百官。三年后进爵魏王，用天子旌旗，戴天子旒冕，出入得称警跸，名义上还为汉臣，实际上已是皇帝。子曹丕代汉，追尊魏武帝。

曹操诗歌造诣极高，今存不足 20 篇，全部是乐府诗体。所作《薤露行》《蒿里行》《步出夏门行》等，皆悲凉雄浑，气势磅礴。"老骥伏枥，志在千里，烈士暮年，壮心不已"等句传诵千古。在他奖掖、提携下，周围聚集了一批优秀文人，形成了著名的建安文学。其诗歌艺术风格朴实无华、不尚藻饰。他开创了以乐府写时事的传统，影响深远。

曹操的文多是应用性文字，大致可分表、令、书三大类。代表作有《请追增郭嘉封邑表》《让县自明本志令》等，文字质朴浑重，平易自如，在当时独树一帜。曹操著述有《魏武帝集》30 卷目录 1 卷、《兵书》13 卷等十余种，多已亡佚，今存唯《孙子注》。明代张溥辑散见诗、文等 145 篇为《魏武帝集》，收入《汉魏六朝百三家集》中。丁福保《汉魏六朝名家集》中也有《魏武帝集》，所收作

品略多于张溥辑本。1959年，中华书局据丁福保本，稍加整理补充，增入《孙子注》，又附入《魏志·武帝纪》《曹操年表》等，重新排印为《曹操集》。

对曹操的评价历史上自来是毁誉参半。20世纪50～60年代，史学界围绕曹操功过及应否为他翻案的问题展开讨论，集中在：曹操镇压黄巾起义的问题；统一北方的评价；他代表的是哪一社会阶层的利益。有人认为，曹操的形象受到后人歪曲，而其历史功绩远大于过失。近年来，史学界倾向于认为曹操是一个在历史上作出过多方面贡献的杰出人物。

［二十二、张辽］

三国时期曹魏名将。字文远。雁门马邑（今山西朔州东）人。卒于江都（今江苏扬州西南）。

少为郡吏，后任州从事。入京先后属何进、董卓，继归吕布为骑都尉。汉献帝初平三年（192），随吕布败走，东出武关，投袁术、张扬、袁绍。兴平元年（194），乘曹操东征之机，从吕布攻兖州。次年，又与吕布奔徐州投刘备，领鲁相。建安三年（198），率众降曹操，任中郎将。

建安五年（200），在官渡之战中与关羽为曹军先锋，斩袁绍大将颜良，解白马（今河南滑县东）之围，首建战功。六年，奉命平鲁国诸县，收降地方豪强昌豨于东海（今山东郯城）。继平冀州有功，行中坚将军，升荡寇将军。十二年，随曹操征柳城

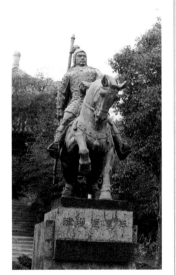

安徽合肥逍遥津张辽塑像

（今辽宁朝阳西南），于白狼山（今喀喇沁左翼东）与乌桓军遭遇，乘其阵列不整，接过帅旗，突袭取胜，斩乌桓王蹋顿。十四年，督张郃等平庐江郡陈兰、梅

成叛乱，不惧兵少道险，强攻天柱山（今安徽岳西境）获胜。十九年，随曹操率军进驻合肥，不久曹操率主力西取汉中，张辽等奉命领兵7000留守。次年八月，孙权统军10万攻合肥，张辽遵曹操所嘱，以攻为守，留将军乐进率军一部守城，与李典在吴军围城未合之时，连夜选勇士800，凌晨披甲出战，斩吴军两员大将。继被吴军围困，张辽杀出重围，随从仅数十人，又杀入重围救出余众。吴军屡战不胜，锐气大挫，张辽等安然还城。孙权围合肥十余日不克，被迫撤军。张辽乘势倾全力追击，斩吴偏将军陈武，伤其将军凌统，击败甘宁、吕蒙、蒋钦诸部，致孙权跃马逍遥津（今合肥东）方脱险。张辽备受曹操赞赏，升征东将军。继增兵屯居巢（今巢湖境）。曹丕即位后，升前将军，封晋阳侯。黄初三年（222），带病率军攻吴，破吴将吕范。不久病卒。一生征战，以果敢著称，亦有谋略。

[二十三、司马懿]

三国时期军事家、政治家。字仲达。河内温县（今河南温县西）人。卒于洛阳。

出身士族。23岁入仕。汉献帝建安二十二年（217），曹丕为魏太子，司马懿任太子中庶子。后常为征战献计献策，改任军司马。二十四年，蜀名将关羽围曹军于襄阳、樊城（今湖北襄樊），威震中原，司马懿劝阻曹操迁都，稳定人心，并诱使孙吴袭取关羽巢穴江陵（今属湖北荆州），曹军之围随即获解。曹丕称帝后，备受重用，升抚军大将军。

魏太和元年（227）十二月，新城太守孟达因蜀汉诸葛亮策反，欲举兵归蜀。司马懿屯军宛（今河南南阳），闻讯立即遣人送信安抚，以稳住局势，同时潜军进讨，督四倍于孟达

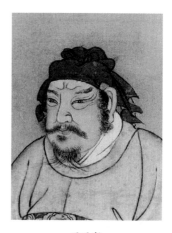

司马懿

名将谱 影响历史的人

24

的兵力，仅备不足一月的军粮，倍道兼行，八日疾进千余里，至上庸（今湖北竹山西南），迫孟达仓促应战。孟达仅守 16 天而城破身亡。太和五年（231）至青龙二年（234），统军于渭水流域抗蜀，据险坚守，以逸待劳，使诸葛亮虚耗国力，师劳功微。青龙三年升太尉。景初二年（238），率军 4 万远征叛魏的辽东太守公孙渊，被阻于辽隧（今辽宁鞍山西），先出疑兵至辽隧南牵制敌主力，自率军东进，诱敌追至首山（今辽阳西南），三战皆捷，进围襄平（今辽阳），待城中粮尽兵疲，一举克城，斩公孙渊父子，辽东等四郡遂定。

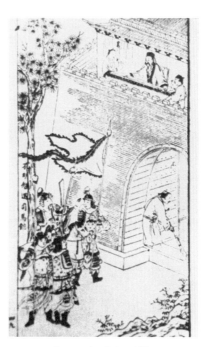

明代崇祯刻本《英雄谱》插图

景初三年（239），明帝曹叡病亡，司马懿及大将军曹爽奉诏辅 8 岁太子曹芳登基。后来，司马懿率军击败围樊城的吴将朱然，追歼万余人。继又逼退吴将诸葛恪，轻取皖城（今安徽潜山）。曹爽惧司马懿得势，使曹芳发诏改任司马懿为太傅，夺其实权。正始八年（247），司马懿以年老多病辞职，韬光养晦，暗养心腹死士三千，又有儿子司马师所掌部分军权，并得太尉蒋济配合，于十年发动兵变，处死曹爽，独揽军政。嘉平三年（251），觉察太尉王凌将发难，率中军乘船仅 9 天赶至淮南，迫其措手不及而自杀。不久，病逝洛阳。西晋建立后，追尊司马懿为宣帝。

司马懿以长于谋略著称，诡诈善变，有"兵动若神，谋无再计"（《晋书·宣帝纪》）之誉。用兵谨慎，常集中优势兵力作战。重视军粮供给，普遍实行军屯。注重水军建设，使之在后来的晋灭吴战争中起了重要作用。

[二十四、诸葛亮]

三国时期蜀国大臣、政治家。字孔明。琅邪阳都（今山东沂南南）人，家世居二千石官职。

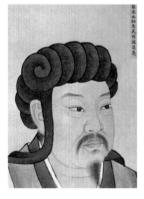

诸葛亮

东汉末混战，随叔父诸葛玄往依荆州刘表。隐居南阳隆中（今湖北襄樊西），躬耕陇亩，自比管仲、乐毅。建安十二年（207）刘备闻其名，三顾草庐。亮拟定"东联孙吴，西据荆益，南和夷越，北抗曹氏"的隆中对策，为以后的蜀汉制定了总的战略，成为刘备主要辅佐。次年曹操南伐，他和江东周瑜、鲁肃共同努力，并亲至东吴游说，促成孙权、刘备的联合，取得赤壁之战的胜利。随后，辅助刘备取荆州四郡，出任军师中郎将。后从荆州率军入蜀助刘备包围成都，推翻刘璋统治，夺得益州。迁军师将军。刘备出征，常镇守成都，稳定后方，保证供给。刘备称帝，任丞相、录尚书事。章武三年（223）刘备病笃，临终托孤于诸葛亮。刘禅即位，以丞相辅政，又领益州牧，封武乡侯。朝政巨细，皆决于亮。

诸葛亮当政期间，主要依靠从荆州带来的旧属，同时注意笼络原来刘璋部下和益州豪强大族。对出身贫寒而有才干的士人，也大力拔擢，被赞为"能尽时人之器用"。他信奉申、韩法术，法令严明，赏罚必信。不论何人犯法，皆严惩不贷。参军马谡极受器重，北伐中为先锋，违反节度，为魏将所败，亮挥泪斩之。益州豪强大族自刘璋统治以来，长期专权自恣，蔑视君臣之道，诸葛亮对其不法行为，也毫不容情。这些措施保证了蜀国政治上一定程度的清明和统一。

诸葛亮对西南少数民族采取了恩威并用的政策。建兴三年（225）南中（主要当今云南、贵州地区）大族叛乱，即亲率大军，深入不毛，打击为首分子，同时尽量争取当地上层大姓，起用为官。从此这些地区的统治得以基本稳固，为蜀国提供了物质财富和兵力。

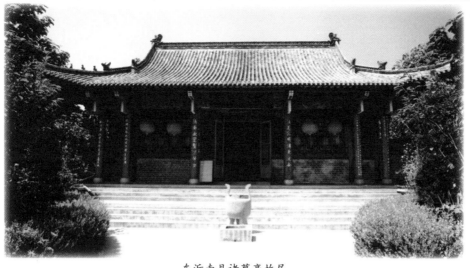

东沂南县诸葛亮故居

诸葛亮坚持与孙吴联盟，并多次北伐，虽苦心筹谋，企图消灭曹魏，恢复汉室，但都因实力相差悬殊，屡遭挫败。建兴十二年，最后一次北伐中，病卒于前方，谥忠武侯，被后代封建统治者推为"鞠躬尽瘁，死而后已"的忠君典型。著有《诸葛亮集》24篇，10万余言。

［二十五、关羽］

东汉末将领。字云长。河东解（今山西临猗西南）人。

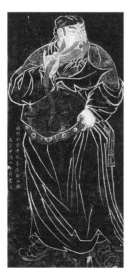

关羽

早年与张飞追随刘备，参加兼并战争，三人情同手足。建安五年（200）刘备为曹操所破，羽战败被俘，极受曹操优待，拜偏将军。官渡之战中，曹操与袁绍交兵，绍大将颜良攻白马（今河南滑县东），关羽策马于万众之中刺斩颜良，解白马之围，报答曹操，然后奔归刘备。建安十三年曹操南征，刘备撤离樊城，令关羽带领水军经汉水到江陵会合，共至夏口，与孙吴联军大战曹军于赤壁。赤壁之战后，关羽拜襄阳太守，荡寇将军。刘备西取益州，又以关羽督荆州事。建安二十四年升前将军，率众围曹操大将曹仁于樊城（今湖北襄樊），适值汉水暴涨，水淹曹操七军，降于禁，斩庞德，威震北方。曹操一度计议将都城由许徙于他处，以避其锋。后纳谋士司马懿、蒋济议，利用孙、刘矛盾，以割江南地为条件，劝孙权袭关羽后方。当年，孙权派吕蒙趁关羽在襄樊作战之机，袭击荆州。关羽后方空虚，待下又骄矜少恩，江陵守将不战而降，家属均为吴军所得。关羽从襄阳赶回，将士皆无斗志，不得已西保麦城。十二月，至章乡（今湖北当阳东北），与子关平俱为吴将擒斩。谥壮缪侯。

[二十六、张飞]

东汉末年及三国时期蜀国将领。字益德。涿郡（今河北涿州）人。

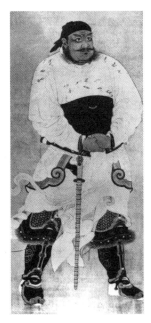

张飞

早年与关羽追随刘备，参与兼并战争，三人情同手足。刘备从曹操破吕布，张飞因功拜中郎将。随刘备依袁绍，绍败又附刘表。建安十三年（208），曹操南攻荆州，刘备败走，飞于当阳长坂（今湖北当阳东北）领骑20余人殿后，曹将无人敢近，与关羽皆被誉为"万人之敌"。赤壁之战后，迁宜都太守、征虏将军。刘备率军入蜀，与刘璋反目后，张飞随诸葛亮由荆州西上支援，俘刘璋将严颜，处理妥当，所过克捷。建安二十年，领巴西太守。曹操派大将张郃进攻巴西，张飞率精卒万余人从他道突袭张郃，大破之。刘备称帝后，张飞累迁车骑将军，领司隶校尉，进封西乡侯。待下粗暴，常鞭挞士兵，章武元年（221），从刘备东向攻吴，临发为部下刺杀，谥桓侯。

[二十八、周瑜]

东汉末孙策、孙权的重要将领。字公瑾。庐江舒县（今安徽庐江西南）人。

家世官宦，与孙策同年，少相友善。建安三年（198）隶属袁术为居巢县（今巢湖）长，后投孙策，时年 24 岁，人称周郎，任建威中郎将。后升中护军，领江夏太守，跟随孙策征讨，助其奠定割据江东基础，深得信任。与孙策分娶乔公二女，策娶大乔，瑜娶小乔。建安五年孙策卒，与长史张昭共掌众事，辅佐孙权。不久，曹操挟新破袁绍之势，要孙权送子为质，群臣犹豫。唯周瑜分析江东有利条件，坚主勿遣，并建议拥兵观变，以免受

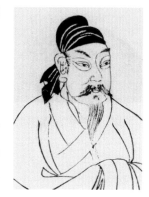

周瑜

制于人。建安十三年刘琮以荆州降曹操，操率大军由江陵顺流东下，达于赤壁，群臣多主归降。周瑜却列举江东地方数千里，兵精粮足，臣下用命之优势，又分析曹军存在的种种矛盾和弱点，同鲁肃一起，力排众议，坚主抵抗，为孙权所采纳。与程普分任左、右督，率军三万，联合刘备，共同抗曹。此时，南来曹军已染疫病，初战即小败，曹军遂屯军江北，隔江对阵。周瑜部将黄盖献火攻计，假降曹军，率满装柴草、膏油并饰以帷幕的蒙冲斗舰十艘，接近曹营顺风放火，曹军战舰与岸上营砦俱遭火焚。周瑜率主力擂鼓前进，曹操遂败而北归。周瑜被拜为偏将军，领南郡太守。后建议攻取益州刘璋，而后并汉中张鲁，再联合凉州势力，共同讨伐曹操，以统一北方。获采纳，未及行，病卒。周瑜精于音乐，时人谣曰："曲有误，周郎顾。"

[三十、陆逊]

三国时期吴国将领、大臣。孙策之婿。字伯言。吴郡吴（今江苏苏州）人。

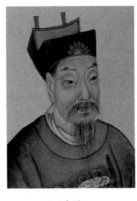

陆逊

出身江东大族。汉建安二十二年（217）建议进攻山越，以安定腹心，并取其精锐，扩大部伍。为孙权采纳，得精兵数万。二十四年吕蒙谋划攻取南郡，陆逊以偏将军、右都督代吕蒙督军，并修书麻痹关羽，乘机袭取南郡，领宜都太守。屡有战功，拜右护军、镇西将军，封娄侯。吴黄武元年（222）为大都督，督5万人拒刘备大军于夷陵，固守七八个月，待敌军疲惫、士气低落，突用火攻，大败刘备。拜辅国将军，领荆州牧，改封江陵侯。刘禅即位，诸葛亮秉政，吴蜀复盟。孙权深重陆逊，与蜀文书往返多与他谋议。黄武七年破魏扬州牧曹休，黄龙元年（229）拜上大将军、右都护。孙权称帝，徙都建业，留陆逊辅太子，掌荆州和豫章三郡事，镇武昌。上书反对严刑峻法，主张除大罪者外，对将吏均应"忘过记功"。嘉禾六年（237），豫章三郡郡民起事，陆逊镇压，并强迫降民中精壮者8000人为兵。赤乌七年（244）官至丞相。因亲附太子，牵涉宫廷斗争，数遭孙权责问，愤恚而卒。

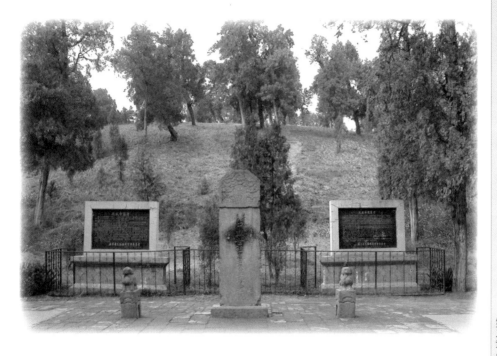

第二章　魏晋南北朝

［一、石勒］

十六国时期后赵建立者。字世龙，原名匐勒，上党武乡（今山西榆社北）羯人。319年称赵王。

羯人的来源，一说是归属于匈奴随之入塞的羌渠部后裔；一说来自中亚的石国。

石勒青年时期曾从事耕田、沤麻等农业活动，后在荒年被并州刺史司马腾枷押山东出卖。被主人放免后，结识马牧帅汲桑。305年，和汲桑率领牧人乘苑马数百骑，投奔起兵于赵魏的公师藩。公师藩失败，汲桑自号大将军。石勒原有一小队胡人为主的部下，号称"十八骑"。这时归附他的日益增多。汲桑以石勒为前锋，攻下邺城，杀司马腾。汲桑失败，307年，石勒率部投汉主刘渊。刘渊、刘聪向山东、河北扩张，主要依靠石勒兵力。

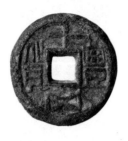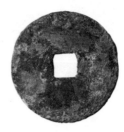

"丰货"钱，东晋大兴二年（319）
石勒称赵王时铸

311 年，于宁平城（今河南鄣城东北）全歼晋军。后攻破洛阳，俘晋怀帝。既而筹划进攻东晋。312 年春，东晋在寿春聚集大军，严加戒备。当时大雨三月不止，石勒军中饥疫，死者达三分之二。遂依张宾之策，放弃南下计划，进据襄国（今河北邢台），逐步统一黄河以北大部地区。

石勒先结好于并州刺史刘琨，消灭幽州刺史王浚，然后逼走刘琨，消灭幽州的鲜卑段氏，攻下冀州郡县；击败各地抵抗的流民队伍。到 321 年，幽、并、冀三州皆归石氏。323 年破曹嶷，取青州。328 年在洛阳大败前赵军，俘刘曜，并有关陇。北方地区除辽东慕容氏、河西张氏外，都统一于石氏。330 年，改称赵天王，行皇帝事，同年又改称皇帝。

石勒出身低微，早年饱经忧患。但富于军事才能，政治上也颇有见识，自比在刘邦、刘秀之间，鄙视曹操、司马懿欺负孤儿寡妇以取天下。他胸襟开阔，不念旧恶。依靠张宾等汉族士人巩固其统治。攻下冀州郡县堡壁后，搜罗"衣冠人物"，组成"君子营"。后赵建国后，"典定士族"，区分士庶。选拔人才的办法，大致沿用九品中正制。

石勒沿袭刘渊胡、汉分治办法，称赵王时又自号大单于，任石虎为单于元辅。称赵天王后，命其子石弘为大单于。石勒禁止胡人侮慢汉人士族。他不许在丧婚娶，以适应汉人习惯。职官大体依照晋制。攻占幽冀后，核实州郡户口，每户所课租调比西晋有所轻减。立国后，为节省粮食，禁止酿酒。石勒注意教育，在襄国和地方设立学校。建立后赵前，曾令采择晋代律令要点作为暂行制度，后改用正式律令。他所采取的上述各项措施在那时是难能可贵的。但是，他亦残酷好杀。

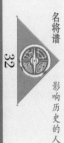

[二、慕容垂]

十六国时期，后燕建立者，军事统帅。字道明，原名霸，生于棘城（今辽宁义县西北）鲜卑人。

前燕王慕容皝第五子。慕容暐继帝位后，皇室内部矛盾加剧，他恐被太傅慕容评等谋害，于前燕建熙十年（369）底投奔前秦，任冠军将军。前秦建元十九年（383）淝水之战后，他离秦自立。次年称燕王，建后燕。燕元三年（386）称帝，定都中山（今河北定县）。建兴十一年（396），带病攻北魏，死于回师途中。他13岁即随父驰骋疆场，征战一生，勇猛多谋，才兼文武，善于统兵驭将。南伐后赵，北攻敕勒，反击东晋，攻灭西燕，屡获胜利。他认为时来易失，赴机在速，注重抓住战机，出奇制敌。东晋大司马桓温攻前燕，慕容垂大败晋军于枋头（今河南浚县西南），当晋军兼程急退时，引军徐行跟踪，并密遣劲骑设伏于

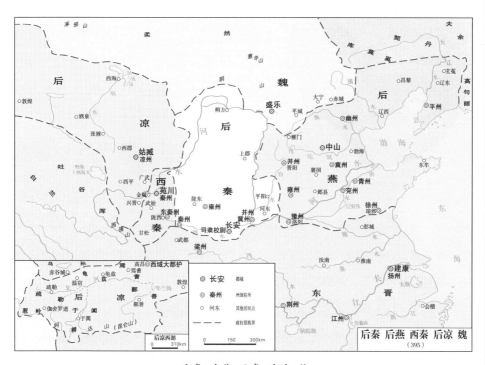

后秦 后燕 西秦 后凉 魏

前，待晋军疲竭松弛，突然急袭，前后夹攻，斩 3 万人。燕元二年，他围前秦将符丕于邺（今河北临漳西南），晋将刘牢之引兵救符丕。后燕军迎战失利撤围北走，被晋军紧追，秦军亦跟进，情势危急。他乘秦、晋两军未合，突然回师反击，大破晋军，刘牢之单骑逃脱。建兴九年，他攻西燕主慕容永，分处置兵，使其不知所备，又引军佯退，诱其追击，以伏骑断其后，诸军四面俱进，斩 8000 余人，乘势灭亡西燕。他治军严整，并量才录用降将，以尽其所长。

［三、苻坚］

古代十六国时期前秦国君。字永固，一名文玉。氐人。在位 29 年。

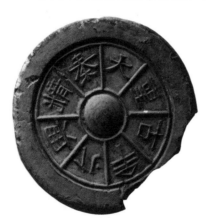

"大秦龙兴化牟古圣"瓦当

原籍略阳临渭（今甘肃天水东北），生于邺城。祖父洪，氐人部落的首领；伯父健，前秦创建者。苻坚汉文化修养较深，博学多才艺，有政治抱负。初封东海王。357 年发动政变，杀死国主苻生（苻健子），自称为大秦天王。即位后励精图治，用人唯贤，先后启用一批有文武之才的新人。对于汉族士人王猛更是信任有加，委以"军国内外万机之务"。支持王猛大力剪除不法豪强，强化中央集权。重视统治阶层的人才培养和选拔。下令地方荐举孝悌、力田廉直和长于文学、政事者，进行考核，由是"内外之官，率皆称职"。对于被征服地区的上层分子一概采取优容政策，录用不少他族或投降的人为文官武将。推崇儒学，广置学官，令公卿以下子孙入学，并多次亲临太学主持考试。关中为前秦根本所在，因多年混战，生产废弛。苻坚一再"劝课农桑"，遂使关陇地区的经济得到恢复和发展。

经过多年经营，前秦国势渐强。370 年攻灭前燕，次年灭仇池杨氏政权，373

年夺取东晋梁、益两州，376 年灭前凉和代。382 年派吕光进军西域。成为十六国中最强大的政权，其疆域东极沧海，西并龟兹，南包襄阳，北尽沙漠。又与新罗、大宛、康居、天竺等 62 国遣使通好。符坚统一北方后，不顾群臣劝阻，倾前秦之力，调集步骑 90 万余，分兵三路南下，以图一举消灭东晋。383 年大败于淝水。此后，前秦分裂，下属慕容垂和姚苌先后背叛，分别建立后燕和后秦。长安长期被叛军围困。385 年符坚出走为姚苌所俘，遭缢杀。

［四、王猛］

十六国时期前秦丞相。字景略。北海剧县（今山东昌乐西）人，家于魏郡。

出身贫寒，然"博学好兵书，谨重严毅，气度雄远"。354 年，东晋大将桓温进兵关中，王猛往谒，纵谈天下大势。发现桓温北伐目的在于提高个人威望，并无收复关陇之志，故力辞桓温之聘。三年后与符坚一见如故。符坚即位初，任中书侍郎，后一年凡五迁，官至丞相、中书监、尚书令，封清河郡侯，成为符坚主要辅佐。

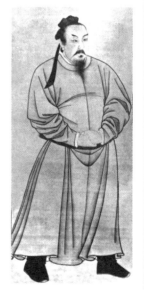

王猛

王猛任职 18 年，综合儒法，选拔廉明，讲求实效，政绩斐然。在政治上抵制氐、羌权贵，整肃吏治，强化中央集权。任始平令时，以峻刑禁勒豪强。为京兆尹时，不畏权势，数旬诛除不法贵戚 20 余人，百官震肃。在军事上，370 年统兵消灭前燕。留镇邺，都督关东六州军事期间，选贤任能，法简政宽，使燕民各安其业，为统一北方作出重大贡献。在经济上，劝课农桑，开放山泽，兴修水利，以致田畴开辟，仓库充实。在文化上，广兴学校，重视儒学，禁止图谶，令公卿以下子孙就读，选拔学识优秀者任官，使人口的素质提高。执政期间，"关陇清晏，百姓丰乐"，呈现小康景象。对苻坚过于优容怀有异心的前燕贵族的做法持不同意见。临终犹劝苻坚警惕内部势力，告诫不要盲目进攻东晋，惜未被采纳，故前秦终有淝水之败。

[五、谢玄]

东晋名将。字幼度。陈郡阳夏（今河南太康）人。

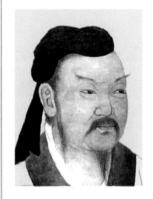

谢玄

谢安兄奕之子，少为谢安所器重，后桓温举为掾属。谢安执政，荐为建武将军、兖州刺史、广陵相，参与组织训练北府兵。太元四年（379）前秦军陷襄阳，又连下彭城（今江苏徐州）、淮阴、盱眙，进围三阿（今江苏金湖东南），东晋朝廷上下震动。谢玄自广陵救援，三阿围解。复与田洛合兵5万大败秦军，连克盱眙、淮阴，前秦军败退淮北，以功封东兴县侯。八年（383），前秦军大举南进，淝水之战爆发。谢玄以前锋都督之职，率八千精兵强渡淝水，终于以少胜多，击溃强敌。次年乘胜克彭城，收复徐、兖、青、豫诸州，进据黎阳（今河南浚县东），以功封康乐县公。司马道子忌谢氏功高，"以征役既久，宜置戍而还"为借口，令谢玄回镇淮阴。旋因病解职，转授会稽内史，卒于官。

[六、刘裕]

南朝宋王朝建立者。字德舆，小名寄奴。原籍彭城（今江苏徐州）。在位3年。

曾祖刘混东晋时渡江侨居京口，父刘翘曾为郡功曹，早亡。刘裕少贫困，以樵渔及贩履为生，曾为北府兵将领孙无终冠军府司马。隆安三年（399）任前将军刘牢之参军，随从镇压孙恩起义，累官建武将军，下邳太守。时长江上游方镇大将桓玄谋夺朝政，举兵向阙，入建康，杀晋宗室子弟及北府名将刘牢之等，自立为楚王。刘裕无世资，遂被桓玄任为将军，率军镇压东南沿海的孙恩余众。但刘裕志性高远，对桓玄外示恭顺，内则团结北府将士伺机反抗。元兴三年（404），与刘毅、何无忌、檀凭之等27人自京口起兵，

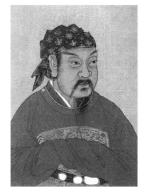

刘裕

杀镇京口的桓修，随后击溃桓玄。迎安帝回建康复位。刘裕以功加侍中，进号车骑将军、开府仪同三司，镇京口。义熙四年（408），以扬州刺史、录尚书事入京辅政，独揽朝权。

五年二月，南燕慕容超大掠淮北，刘裕兴兵北伐。四月，率军从建康北上，沿淮河，越大岘（今山东沂水北穆陵关），次年攻破南燕都城广固（今山东青州西北），收复青、兖两州，追获慕容超，斩首于建康。七年，回兵平定卢循起义军。八年，铲除势力日大的刘毅以及潜在对手诸葛长民、晋宗室司马休之等，进一步控制朝廷军政大权。九年，又西攻谯纵，收复巴蜀。十二年，后秦主姚兴病卒，子弟争权残杀，关中扰乱，刘裕乘机率大军北伐，翌年进克洛阳、长安，灭后秦。此时留守朝廷的刘裕心腹、尚书左仆射刘穆之病故，为免大权旁落，乃留大将王修、王镇恶等辅助刘裕次子刘义真镇守长安，自己仓促返回建康。留守长安的晋军内讧，夏主赫连勃勃乘机夺取关中。刘义真等被迫撤离长安，损失惨重。但自潼关以东、黄河以南直至青州已成南朝版图，江淮流域得到保障。

刘裕南返后，加相国宋公九锡之命。安帝死，恭帝即位，征其入辅，封为宋王。恭帝元熙二年（420）刘裕代晋称帝，国号宋，改元永初。他在称帝前后，注意节俭，整顿东晋朝纲弛紊的局面，抑制豪强，杀奴客纵横的京口刁逵、隐匿人口的余姚大族虞亮。同时，废除一部分屯田池塞以赈百姓，禁止豪强封固山泽，并依界土断，精简了侨州郡县。还减轻刑罚，兴学校，策试诸州郡秀才。经过刘裕的治理，江

淮地区的社会经济得到恢复和发展，为元嘉年间（424～453）的繁盛奠定了基础。

[七、檀道济]

南朝宋名将。高平金乡（今山东金乡北）人。

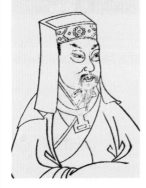

檀道济

随刘裕从军，历任扬武将军、宁朔将军、征南大将军等职。他智勇兼备，处变不惊，屡建奇功。东晋义熙十二年（416）八月，刘裕灭后秦之战中，他与龙骧将军王镇恶领前锋，进军迅速。十月，率部进占洛阳，俘秦军4000余人。有人主张全部坑杀，他为安抚人心，皆释还，一时归附者甚众。宋元嘉八年（431），督师攻北魏，20余日历经30余战，多获胜利。兵至历城（今济南市郊）时，魏军以轻骑偷袭其后，焚烧粮草。宋军乏食，后运不继，檀道济引军而返，魏军跟踪追击。他为迷惑对方，于夜间唱筹量沙，以仅有之米覆盖沙上。魏军以为宋军粮食尚足，不敢逼进，后见其兵少又以骑兵合击。他命军士披甲，自穿白服乘舆领兵徐出，魏军疑有伏兵而稍退，宋军乘机安返。檀道济系当时仅存的北府兵名将，拥兵甚众，朝廷颇疑畏。十三年，彭城王刘义康在文帝刘义隆的支持下，罗织罪名，将其杀害。

[八、陈霸先]

南朝陈创建者。字兴国，小字法生。在位三年(557～559)。自称祖居颍川（今河南许昌东），永嘉之乱始迁吴兴长城（今浙江长兴东）。

家世寒微，出身小吏，然喜读兵书，长于军事。初随梁宗室萧暎至广州刺史任，为中直兵参军。因镇压土著人起义有功，累官西江督护、高要太守、督七郡诸军事。太清二年（548）侯景叛梁，攻陷建康。次年十一月于始兴（今广东韶关）起兵勤王讨景。大宝元年（550）出大庾岭，军至南康（今江西赣州），至溢城（今江西九江）与王僧辩会师，有甲士三万、强弩五千张、舟船两千乘。东进破建康，讨灭侯景，进位司空，领扬州刺史，镇京口。承圣三年（554）十一月，西魏陷江陵，杀梁元帝萧绎。

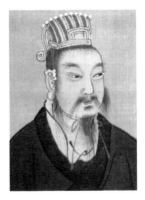

陈霸先

乃与王僧辩共迎萧方智于建康为帝（梁敬帝）。四年，袭杀王僧辩，击退北齐兵，专擅朝政。太平二年（557）加九锡，晋爵为王，十月代梁即皇帝位，国号陈，改元永定。在位期间，致力于平定梁的残余势力及土著豪强。陈朝是南朝疆域最小、国力最弱的一朝。

［九、冼夫人］

南朝梁、陈至隋朝时期，岭南少数民族首领，女将。高凉（治所在今广东阳江西）俚人。

贤慧且重信义，多谋善用兵，岭南地区的俚人部落十余万家都在其统领之下。梁大同初年（约535），与高凉太守汉人冯宝成婚。常助其决断辞讼；首领有犯法者，虽是亲族也不宽纵，因而政令有序，人莫敢违。梁大宝元年（550），为维护地方安定，亲率千余人佯作送礼，出其不意，击败趁侯景之乱起兵反梁的高州刺史李迁仕。陈永定二年（558），为制止分裂，减少战祸，在其夫去世的情况下，仍致力于招抚各部落，使岭南诸州安定如故；并遣子冯仆率诸首领

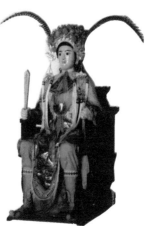

海南省琼山新坡冼夫人纪念馆中的冼夫人雕像

北上觐见陈武帝。太建二年（570），发兵抗拒叛陈的广州刺史欧阳纥，并协同陈将章昭达平定此次叛乱。隋开皇九年（589），始闻陈亡隋立，为顾全大局，遣其孙冯魂带兵迎接隋将韦洸，并助其进入广州（今属广东）。次年，又派孙儿冯盎会同隋军一起击溃围困广州的番禺俚帅王仲宣所部。隋允其开幕府，置官属，听发六州兵马。冼夫人在世80余年，历经梁、陈、隋三个朝代，曾被岭南各郡共奉为"圣母"。因功分别被各朝封为中郎将、石龙太夫人、宋康郡夫人、谯国夫人。

［十、崔浩 ］

北魏大臣。字伯渊。清河东武城（今山东武城）人。

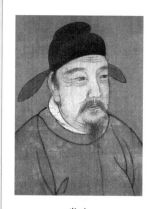

崔浩

仕北魏道武、明元、太武帝三朝，官至司徒，参与军国大计，对促进北魏统一北方起了积极作用。崔浩博览经史，善书法。处理政务主张先修人事，次尽地利，后观天时。明元帝时，崔浩从北魏游牧民族初入中原的情况出发，劝阻了迁都邺的计划，又建议明元帝立长子拓跋焘（即魏太武帝）为副主，从此北魏立太子成为制度。太武帝时，崔浩三次力排众议，主张攻灭赫连夏（427），主动大规模出击柔然（429），攻灭北凉沮渠氏（439）。柔然的大溃败和夏的覆亡，使北魏得以解除政治上和军事上来自北方和西北方的威胁，并打通西域商道，促进了北魏经济和文化的发展。崔浩出身于当时一流高门清河崔氏，联姻者皆为士族。崔家世奉道教，崔浩也信道甚笃，师事寇谦之。他鼓动太武帝废佛。崔浩主持编纂的国史，直书了拓跋氏皇室一些避讳不愿人知的早期历史，因而得罪于太武帝，太平真君十一年（450）被杀。崔浩宗族及其姻亲、高门显贵范阳卢氏、太原郭氏、河东柳氏也因此株连。

[十一、拓跋焘]

北魏皇帝，军事统帅。小字佛狸，庙号世祖，在位30年。鲜卑人。

魏道武帝拓跋珪之孙。泰常八年（423）即位。始光四年（427）率军进攻赫连夏，占领都城统万（今陕西靖边东北白城子），继续与夏争夺长安。神麚三年（430）夏的残余势力最后被消灭，关中之地全入北魏。太延二年（436）攻灭北燕，五年，击败北凉沮渠氏，占领河西，完成了统一北方的事业，与江东的刘宋王朝对峙，形成南北朝的局面。北魏自道武帝以后，政治上使用汉族高门，汲取不少魏晋典制；吞并河西后，又有大批河西文士进入北魏统治区域，不少到平城去做官，受到重用，北魏的儒学开始兴盛。

在向东西扩张的同时，北魏也警惕北方柔然的威胁。拓跋焘七次率军进攻柔然。太平真君十年（449）大败柔然，收民畜凡百余万。柔然可汗远遁，北方边塞得以安静。但保据仇池（今甘肃西和西南）的氐人杨氏，却始终依违于北魏与南朝之间。拓跋焘虽几次用兵，终未能长远征服。

拓跋焘注意西域的交通。太延三年（437）派遣散骑常侍董琬、高明等多携金帛，招抚西域九国，成为孝明帝神龟元年（518）宋云、惠生出使西域的先驱。以后西域与北魏保持经常联系的，有16国之多。

拓跋焘为人勇健，善于指挥。战阵亲犯矢石，神色自若，命将出师，违其节度者多败，因此将士畏服，为之尽力。他有知人之明，常从士伍中选拔人才，且赏不遗贱，罚不避贵，虽所爱之人亦不宽假。自奉俭朴，而赏赐功臣绝不吝惜。认为功臣勤劳日久，应让他们以爵归第，随时朝见饷宴，百官职务则可另简贤能。这样就保证了行政效率，使政治多少能健全发展。

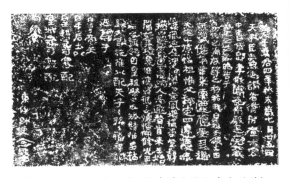

嘎仙洞石刻祝文拓本（出自内蒙古鄂伦春自治旗）

他还以为"文体（指文字）错谬"，下诏造新字千余，颁下远近，惜已不传。

作为一位北魏君主，拓跋焘维护鲜卑人地位，猜疑其他各族，动辄杀戮。围盱眙时给宋守将臧质信中说，北魏军中冲锋陷阵的都不是鲜卑人，杀死丁零与胡人士兵，可以减少常山赵郡及并州地方的麻烦。反映出他对待非鲜卑各族的态度。他倚重汉人，李顺、崔浩、李孝伯等先后掌握朝权。然而崔浩修国史翔实记载魏先世事迹，可能涉及某些鲜卑习俗和隐私，有伤体面，他不惜兴动大狱，将三朝功臣司徒崔浩处死，连清河崔氏与浩同宗者以及浩姻亲范阳卢氏、太原郭氏、河东柳氏都遭族灭。

拓跋焘追崇祖先，缅怀旧俗，是鲜卑统治者的另一表现。太平真君四年，乌洛侯国来告，拓跋祖先祭天石室尚在，即派人奉祭。1980 年 7 月，在内蒙古呼伦贝尔盟鄂伦春自治旗阿里河镇西北大兴安岭北段东麓发现的嘎仙洞，即此石室。壁上刻有太平真君四年七月拓跋焘派谒者仆射库六官、中书侍郎李敞致祭的祝文，文字较魏书记载略详，称以祖先可寒可敦配饷皇天后土。此洞的发现，证实了鲜卑人发源之地的大鲜卑山，就是大兴安岭。

拓跋焘统治时期，人民起义非常频繁。太平真君六年卢水胡盖吴在关中杏城（今陕西黄陵西南）发动的起义，声势最为浩大。盖吴建号秦地王，有众十余万，得到安定卢水胡刘超、河东蜀薛永宗的响应，拓跋焘调动强大的兵力才镇压下去。拓跋焘受崔浩、寇谦之影响，奉道排佛。镇压盖吴过程中，在长安佛寺中发现大量兵器，认为佛寺与盖吴通谋，太平真君七年，决心废佛，诛杀僧人，焚毁经像，佛教在中国历史上第一次受到沉重打击。

经过元嘉之治的休养生息，宋文帝刘义隆开始具备北伐的条件。而北魏境内也再无后顾之忧，拓跋焘得以兵锋南向。宋军一度抵达北魏河南三镇（碻磝、滑台、虎牢），终以孤军深入，不能据有其地。太平真君十一年，魏军围悬瓠（今河南汝南），次年拓跋焘亲率大军南下，经过彭城、盱眙，直达江边的瓜步（今南京六合区东南瓜埠），建康震动。但魏军还不具备渡江灭亡南朝的条件，只蹂躏南兖、徐、兖、豫、青、冀六州，在江边掠民烧屋后退军。中常侍宗爱行为不

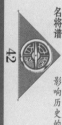

法，诬陷太子晃的宠臣，晃忧惧而死。拓跋焘哀悼太子，宗爱惧诛，于正平二年（452），谋杀了拓跋焘。

［十二、斛律光］

北齐名将。字明月。朔州（治今内蒙古和林格尔西北）高车人。

北齐左丞相斛律金之子。以武艺知名，善骑射，人称"落雕都督"。17岁随父西征，以功擢都督，迁征虏将军。北齐天保元年（550）加开府仪同三司。在与北周长期作战中骁勇善战，多获胜利。河清二年（563），率步骑2万于轵关（今河南济源西北）西筑勋掌城，又筑长城200里，置13戍。三年，周柱国大司马尉迟迥等率兵10万攻洛阳（今洛阳东北），斛律光率骑5万迎击，并先行抢占邙山（今洛阳北），待周军攀山逆战时攻之，大败周军，俘斩3000余人。以功拜太尉。北齐后主天统元年（565）转大将军。武平元年（570）率步骑3万于宜阳（今宜阳西）等地抵御

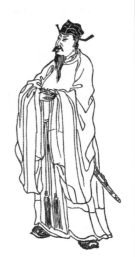

斛律光

周军，先后获胜，俘其开府仪同三司宇文英等。因功晋右丞相、并州刺史。二年，领兵筑平陇（今山西稷山西）、卫壁等13城。在汾水（今汾河）北大破周将韦孝宽等，俘斩以千计。又率步骑5万出平阳（今临汾）道，攻占姚襄（今吉县西北）等城，大败周军，俘数千人。北周军取宜阳等9城，斛律光以5万部众赴宜阳城下，败周柱国纥干广略，取宜阳西建安等4戍。拜左丞相。斛律光刚正不贪，治军严厉却不妄杀；作战英勇，从未败北，深为邻敌所惮。三年六月，因北齐后主高纬中北周韦孝宽离间计而被谋害。

[十三、宇文邕]

北周皇帝。小字祢罗突，武川（今内蒙古武川西）人，西魏大丞相宇文泰第四子，生于同州（今陕西大荔）。

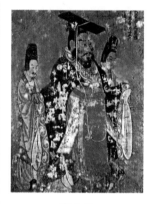

宇文邕

武成二年（560），明帝宇文毓被权臣宇文护毒死，大司空、鲁国公宇文邕被立为帝。建德元年（572），宇文邕诛杀专擅朝权的宇文护，亲理国政。宇文邕严酷少恩但果断明决。他生活俭朴，焚毁过于华丽的宫殿。建德二年，宇文邕定三教先后，以儒为先，道次之，佛教最后。次年断禁佛、道二教，沙门、道士并令还俗，是为历史上"三武灭佛"事件之一。因突厥强盛，视北齐、北周为在南两儿，宇文邕不得不娶突厥公主为后。在位期间，继续推行均田制，改进和发展府兵制度，将府兵指挥权从中外都督诸军事府收回自己掌握，招募均田户农民充当府兵，扩大兵源，充实军事力量。建德四年至六年，他与齐王宇文宪力排众议，进攻北齐，终于克平阳、晋阳和邺，灭北齐。世为厮役的河西人杂户、来自梁江陵俘虏的奴婢等，他都豁免为良人。宣政元年（578）宇文邕率军分五道伐突厥，未成行而病死。在位19年。两三年后，杨坚灭周。

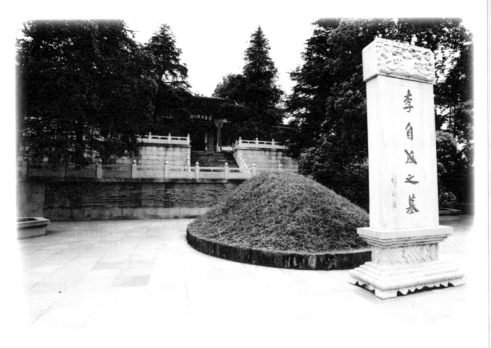

第三章　隋唐

［一、杨坚］

隋朝开国皇帝。弘农华阴（今陕西华阴东）人。

隋朝皇室据说出于汉代以后的士族高门弘农华阴杨氏，但早自北魏初期就世居武川镇（今内蒙古武川西）。父杨忠，西魏时为十二大将军之一，赐姓普六茹氏，北周时官至柱国大将军，封隋国公。

杨坚 15 岁时因父亲的功勋被授官散骑常侍、车骑大将军、仪同三司，封成纪县公。周武帝时杨坚进位大将军，袭爵隋国公。长女为周宣帝皇后，杨坚以皇后之父拜为上柱国、大司马。大象二年（580）五月，周宣帝死，子静帝宇文阐年方 8 岁。内史上大夫郑译、御正大夫刘昉假传遗诏，召杨坚入宫辅政，都督中外诸军事。坚自为左大丞相，总揽军政大权。

杨坚辅政后，为防止分封在外的北周诸王变乱，托故召武帝弟赵、陈、越、代、

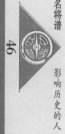

滕五王入长安。相州（今河南安阳南）总管尉迟迥、郧州（今湖北安陆）总管司马消难、益州（今四川成都）总管王谦相继起兵反叛。杨坚先后平定了三方叛乱，诛杀周室诸王，于大定元年（581）二月代周称帝，国号隋，改元开皇，是为隋文帝。

隋文帝进行了一系列的改革。开皇元年（581），他首先废除北周六官制，基本上确立了三省六部制，以利于加强中央集权；改南北朝以来的州郡县为州县两级体制。后来又规定六品以下官员也由吏部选授，地方官员不得自用僚佐，彻底废除汉代以来为豪强士族垄断的辟举制度。鉴于周宣帝时刑罚严酷，内外恐怖，人不自安，开皇元年，文帝命高颎等人参考魏晋旧律，制订刑律颁行。三年又命苏威、牛弘修改新律，删除苛酷条文，除死罪81条，流罪154条，徒杖等千余条。隋朝刑律虽有所轻简，但隋文帝本人却性情忌刻，往往随意杀人；还在律外行法，用以镇压人民。

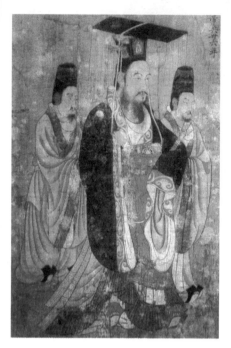

隋文帝杨坚

隋文帝采取许多经济措施以巩固其统治。开皇元年春即位时，分官牛五千头给贫人，助其生产。二年，颁布关于均田和租调的新令。三年，下令将百姓成丁的年龄由18岁推迟到21岁；丁男服役期限由一个月减为20天，未被征发服役者须纳庸代役；户调绢由一匹（四丈）减为两丈。以后又规定丁男年满五十，免役收庸。这些规定减轻了农民的负担，使农民有更多的时间从事农业生产。为使隐漏户口复归户籍，又采纳宰相高颎的建议，实行输籍之法，由各州县根据朝廷规定的"输籍定样"划分户等，检括隐漏之民为编户，扩大征发的对象。

隋文帝十分重视仓廪的建置和漕路的开通。开皇三年，下诏在黄河中游十三州募丁运米，在沿河的卫州（汲郡，今河南浚县西南）、洛州（今河南洛阳东）、陕州（今河南三门峡西）、华州（今陕西华县）设置四座转运仓，向国都大兴城递次转输关东、汾晋的粟谷。四年，又命宇文恺主持开凿大兴城至潼关的漕渠，都城太仓的储粮得以充实。五年，又采纳度支尚书长孙平建议，诏各州设置义仓（即社仓），以备灾年赈济之用。文帝创置的义仓制度是封建国家保障社会生产力的一项措施，以后沿用到清代。

开皇初年，突厥骑兵经常扰掠隋朝北方地区。隋文帝采取积极防御策略，于开皇三年派重兵分八道出击，打败突厥。

隋文帝开皇前期的一系列政治、经济和军事措施取得了显著成效，为南下灭陈统一全国准备了条件。开皇八年二月，隋文帝下诏伐陈，十一月，以晋王杨广为元帅，高颎为元帅长史，分兵八路进攻。九年正月隋军渡过长江，攻占陈都建康，俘陈后主陈叔宝，陈朝灭亡。西晋末年以来延续近300年的南北分裂局面宣告结束。

开皇十年，隋文帝对府兵制进行改革。隋代沿袭西魏、北周的府兵制。府兵创立时的兵士只限于鲜卑与鲜卑化的人，基本上沿袭北魏以来鲜卑人当兵、汉人务农的政策。军民异籍在当时带有隔离的性质。北周后期，大量汉人也被募充府兵，但一旦入军就全家由民籍转入军籍。早在大象二年（580）杨坚为北周大丞相时，即下令西魏时受赐鲜卑姓的汉人一律恢复汉姓。西魏赐姓，带有使府兵部落化的性质，恢复汉姓也就具有破除鲜卑人当兵、汉人务农的意义。开皇十年文帝下诏，令所有的军人都在州县落籍，同民户一样从事生产。府兵全家一律归入州县户籍，受田耕作，士兵本人则仍保留军籍，由军府统领，以备征召。这一措施取消了兵民异籍制度，清除了胡汉分治的遗迹，有利于社会生产发展的要求。隋文帝统治的后期，国家富足强盛，编户大增，仓储的丰实为历史所仅见。

隋文帝在开皇年间重视儒学对于思想统治的作用。其晚年崇信佛教，"不悦儒术"。开皇初曾下诏天下劝学行礼。国家的图书典籍因战乱多有散失，又下诏购求遗书。他勤于政务，自奉甚俭，在封建帝王中颇不多见。但后来也有所变化。开皇十三年，营建仁寿宫，相当奢费，累死丁夫上万人。所以史籍说，隋朝的"乱亡之兆"虽然成于炀帝，但在文帝时已开其端。太子杨勇奢华任情，为他所不喜，开皇二十年废黜，另立较为节俭的次子杨广为太子。仁寿四年（604）七月，病中的隋文帝在杨广、杨素控制下猝然死去。

[二、史万岁]

隋朝名将。京兆杜陵（今陕西西安东南）人。

长于骑射，好读兵书。15岁随父从军。北周武帝时，其父战死，以忠臣子授开府仪同三司，袭爵太平县公。北周末，随上柱国梁士彦攻讨相州总管尉迟迥，每战先登，因功拜上大将军。隋初，因大将军尔朱勣谋反被杀而受牵连，发配敦煌（今甘肃敦煌西）为戍卒。隋开皇三年（583），秦州总管窦荣定击突厥，遂至辕门请自效。奉命与突厥单骑比武决胜负，驰斩其一勇士，使突厥军不敢再战而退。由是授上仪同，领车骑将军。九年，参加隋灭陈之战有功，加上开府。十年，随内史令杨素平江南之乱，以行军总管率2000人自东阳（今浙江金华）别道进击，逾岭越海，攻破无数溪洞，前后经七百余战，转战千余里。乱平后，任左领军将军。十七年，率军攻讨叛隋的南宁州（治今云南曲靖西）首领爨翫，自蜻蛉川（今云南大姚、姚安境）入，击破其屯据要害，然后渡西洱河（今洱海），入渠滥川（今下关东），行千余里，破30余部，俘2万余人，迫使爨翫归降。随后进位柱国。因接受爨翫贿赂，次年，被革职为民，一年余复官爵。二十年，率军至大斤山（今内蒙古大青山）击突厥达头可汗。达头闻来将为史万岁，惧而退走。史万岁驰追百余里，斩杀数千人，入碛数百里而还。每行军作战，身先士卒，善抚部下，将士乐为效力。因其南征北战，屡建战功，遭杨素嫉妒诬陷，被隋文帝冤杀。

史万岁

名将谱

影响历史的人

[三、李世民]

唐朝皇帝。唐高祖李渊次子。

隋末，李渊先后任山西河东慰抚大使、太原留守，负责镇压今山西地区的农民起义和防备突厥，世民随父在晋阳（今山西太原西南）。大业十三年（617）李渊在晋阳起兵，以长子建成为陇西公、左领军大都督，统左三军；世民为敦煌公、右领军都督，统右三军，攻克长安。唐朝建立后，世民为尚书令，封为秦王。他统兵削平西北和山东群雄。他首先进攻据有金城（今甘肃兰州）一带的薛举，打败举子薛仁杲，迫使降唐；接着又打退了倚仗突厥势力南攻河东的刘武周、宋金刚；武德四年（621）又打败窦建德，消灭夏政权；同时迫使盘踞洛阳的王世充出降，为统一全国奠定了基础。

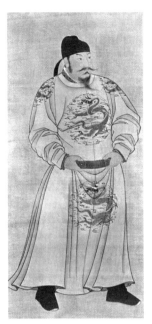

李世民

李世民在统一全国的过程中功勋卓著，威望越来越高，势力越来越大。他谋夺皇位继承权。太子李建成知世民终不肯为人下，于是双方展开了激烈的斗争。武德九年六月四日，李世民发动"玄武门之变"，杀死建成、元吉，逼唐高祖李渊立己为太子。不久，李渊退位，李世民即皇帝位，是为唐太宗。次年（627）改元贞观。

唐太宗即位后，任用贤良，兼听纳谏，实行轻徭薄赋、疏缓刑罚的政策，并且进行了一系列政治、军事改革。他的政策和措施符合时代要求，终于促成了社会安定、生产发展的升平景象，史称贞观之治。贞观之治是中国古代最著名的"治世"。

贞观四年（630），唐太宗遣李靖、李勣平定东突厥，俘虏颉利可汗，解除了北边的威胁；九年，平定吐谷浑，俘其王慕容伏允；十四年，又派侯君集平定高昌麴氏，于其地置西州，并在交河城（今新疆吐鲁番西）置安西都护府。唐太宗对东突厥降众及依附于突厥的各部执行比较开明的政策，受到他们的拥戴，因

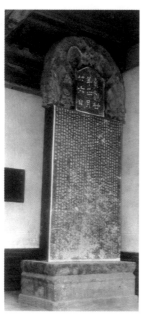

晋祠铭碑

而被尊为"天可汗"。十五年把文成公主嫁给吐蕃的赞普松赞干布，发展了汉、藏两族间的经济文化交流。

唐太宗以虚怀纳谏著称于世。贞观一朝名臣云集，著名的有魏徵、王珪、刘洎、岑文本、褚遂良、马周等人，其中魏徵所起的辅佐作用最为杰出。

唐太宗为秦王时，在西讨东征的战争中，锻炼出了杰出的军事指挥才能。他善于分析敌我双方形势，注意双方的优势和缺点，根据实际情况制订作战计划。对于不同的敌人采用不同的战略。在指挥作战时，能果断地抓住战机，集中主力，进行攻击。他很注意调查研究和掌握敌人的具体情况。在每次战斗前和战斗中，他都要亲自带领少数精骑，深入侦察对方。在战争过程中，还善于集思广益，听取各方面的意见，注意发挥将领的作用。在作战过程中，他能身先士卒，不怕疲劳，亲自率领部队乘胜追击溃逃的敌人。李世民善于抓住敌人的弱点，运用骑兵出其阵后而击之，敌人无不溃败。

贞观后期，唐太宗逐渐走向奢靡，有时浪掷民财，纳谏、用人、执法等方面也不如以往。这说明"贞观之治"具有一定局限性。

太宗晚年著《帝范》一书以教诫太子，其中总结了他一生的政治经验，也对自己的功过进行了评述。贞观二十三年唐太宗病危，令长孙无忌、褚遂良在其身后辅佐李治。五月，去世。葬于昭陵。

[四、李靖]

唐初名将，军事家。字药师。京兆三原（今陕西三原北）人。

隋末，任马邑（今山西朔州）郡丞，曾谋告发太原留守李渊有反隋意图。李

名将谱 影响历史的人

渊入长安，将行诛杀，世民力救得释，召为幕府。武德
四年（621），从赵郡王李孝恭平定割据江陵的萧铣，
以功进上柱国，检校荆州刺史。后受命安抚岭南，授岭
南道安抚大使，检校桂州都督。

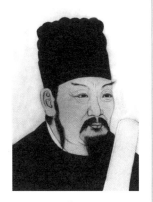

李靖

七年，以副元帅佐李孝恭平定辅公祏起义后，唐设
行台于蒋州（今江苏南京），以李靖为行台兵部尚书，
后行台废，改检校扬州大都督府长史。八年，东突厥入
侵太原，李靖为行军总管，率江淮兵北上备御，诸将失利，
他一军独全。突厥退后，唐以靖检校安州（今湖北安陆）大都督。

太宗即位，李靖历任刑部、兵部尚书，检校中书令。贞观三年（629），为
代州道行军总管，与李勣分道出击东突厥，颉利可汗被擒，东突厥亡，其部众和
所属铁勒诸部都归附唐朝，北方安定。李靖以功进封代国公，任尚书右仆射。

八年，吐谷浑入侵。李靖不顾年高请行。太宗大喜，命为西海道大总管西征。
次年，深入敌境，平定吐谷浑。还朝后，他长期养病家居，不见宾客。十一年，
改封卫国公。二十三年卒。

李靖用兵善于料敌，临机果断，与李勣同为唐代名将，后人论将才，必称"英（即
英国公李勣）、卫"。著有《六军镜》三卷，已佚。《通典》所录《李卫公兵法》
疑即其书。

［五、李勣］

唐初名将。本姓徐，名世勣，字懋公。入唐，赐姓李；后避唐太宗讳，单名勣。
曹州离狐（今山东鄄城西南）人，徙居东郡卫南（今河南滑县东）。

父盖，家豪富。世勣17岁时从翟让起义于瓦岗寨。武德元年（618）随李密
降唐，封曹国公，从秦王李世民削平关东群雄。李世民即位后，任并州总管。贞

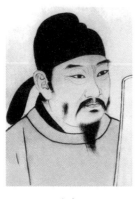

李勣

观三年 (629)，与李靖分道击突厥，在白道（今内蒙古呼和浩特西北）大破突厥，与李靖会师击溃东突厥颉利可汗之众。授并州大都督府长史，在并州前后镇守十六年。十一年，封英国公。十五年，为朔方道行军总管，率精骑击败南侵的薛延陀于青山（今内蒙古呼和浩特北大青山）。十七年，以特进、太子詹事同中书门下三品。十八年，为辽东道大总管，从唐太宗征辽东。二十年，在乌德鞬山（蒙古国杭爱山）大败薛延陀。二十三年，太宗病危，贬他为叠州都督，嘱太子即位后委以重任，以获得他对嗣君的忠诚。他奉诏即行，竟不还家。高宗即位后，立即命为同中书门下参掌机务，后短期担任尚书左仆射。

李勣善于用兵，史称他"临敌应变，动合时机"。与人议事，凡有可取者，立即采纳；战胜则归功部下。因此部下乐于效力，所向克捷。后世论唐代名将，必称"英、卫（李靖封卫国公）"。

［六、秦叔宝］

唐初名将。名琼。齐州历城（今济南）人。

以勇悍著称。初为隋将来护儿部属。隋末，从齐郡通守张须陀镇压卢明月、孙宣雅等起义军，以功授建节尉。张须陀击瓦岗军败死，率残部往投河南讨捕大使裴仁基。隋大业十三年（617），从裴仁基降于瓦岗军首领李密。任帐内骠骑。在童山（今河南浚县西南）与宇文化及作战中，独骑奋战，救出中箭坠马的李密，又收兵力战，击败追兵。李密败后，归附王世充。因恶世充

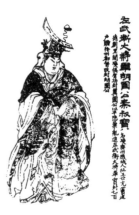

秦叔宝

名将谱

影响历史的人

猜忌多诈，于唐武德二年（619）降唐，任秦王府马军总管。随秦王李世民击刘武周，与唐将殷开山破武周骁将尉迟恭于美良川（今山西夏县北），授秦王右三统军；又破刘武周大将宋金刚于介休（今属山西），拜上柱国。四年，随李世民讨王世充，常为前锋；又从击窦建德，以精骑数十先陷其阵。封翼国公。五年，从李世民破刘黑闼。征战中，常跃马挺枪刺敌骁将锐卒于万众之中，深得李世民器重。九年，参与"玄武门之变"，助李世民夺取帝位，拜左武卫将军。一生经历大小200余战，数重创。贞观十二年病卒。

[七、尉迟恭]

唐初名将。字敬德。朔州善阳（今山西朔州）人。卒于长安（今西安）。

以武勇著称。隋大业末从军，后为刘武周偏将。唐武德二年（619），随刘武周大将宋金刚攻唐，大败唐永安王李孝基等军于夏县（今属山西）。三年，宋金刚兵败，从宋金刚举介休（今属山西）降唐，任右一府统军。后随秦王李世民讨王世充，当世民率500骑察看地形，被王世充万余骑围困时，跃马大呼，将追击李世民的王世充骁将单雄信横刺坠马，掩护世民冲出重围；又率兵还战，大败王世充军。四年，从李世民击灭窦建德

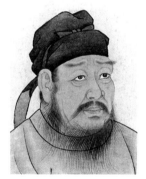

尉迟恭

军。五年，击刘黑闼时，率壮士奋战，冲破重围，救出李世民。不久，又从李世民破徐圆朗。以功授秦王府左二副护军。因不肯归附太子李建成，遭齐王李元吉诬陷下狱，得李世民营救获释。九年，参与"玄武门之变"，射杀李元吉，助李世民夺取帝位，拜右武侯大将军，封吴国公。不久，任泾州道行军总管，大破突厥于泾阳（今属陕西），擒其俟斤，杀千余人。因常当廷指责大臣得失，颇以功自负，于贞观三年（629）出任襄州都督，后迁同州刺史。曾在侍宴时对座次不满，

拳击任城王李道宗，受唐太宗严厉警告。十一年，任宣州刺史，改封鄂国公。后历郦、夏二州都督。十七年，上表请求归养，授开府仪同三司。十九年，任左一马军总管，参与唐太宗攻高丽之战。晚年笃信方术，杜门不出。

［八、薛仁贵］

唐朝名将。名礼。绛州龙门（今山西河津）人。

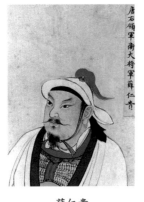

薛仁贵

农民出身，骁勇，善骑射。贞观末应募从军，在唐太宗攻高丽之战中，唐军于安市城（今辽宁海城东南营城子）与高丽15万援兵大战，仁贵身穿白衣，持戟悬弓，大呼先入，所向披靡。太宗嘉其勇，召拜游击将军，旋迁右领军中郎将。显庆二年（657），在苏定方攻西突厥时，向唐高宗建议用分化瓦解之策，加速阿史那贺鲁部溃败。三年，随营州都督程名振再征辽东，拔赤烽镇，大破高丽大将豆方娄军。四年，又与梁建方、契苾何力破高丽将温沙门于横山（今辽阳华表山）。五年，与辛文陵破契丹于黑山（今内蒙古巴林右旗北罕山），擒其王阿卜固。以功升左武卫将军，封河东县男。龙朔二年（662），随左武卫大将军郑仁泰率军击铁勒于天山，铁勒九姓聚众十余万拒之，选骁骑数十挑战，仁贵发三箭，射杀三人，余皆下马请降。铁勒军溃逃，仁贵率部追击，俘叶护兄弟三人而还。军中有歌："将军三箭定天山，壮士长歌入汉关。"九姓自此衰弱。在唐攻灭百济、高丽之战中，随辽东道行军大总管李勣攻高丽，于乾封二年（667）败高丽军于新城（今辽宁抚顺北）、金山（今昌图西），连拔三城。总章元年（668），率兵3000攻克扶余城（今吉林四平西），杀获万余人，扶余川中40余城皆望风请降。后与李勣大军会师围攻平壤，高丽降。仁贵奉命率兵2万留守平壤，授右威卫大将军，封平阳郡公，兼检校安东都护。咸亨元年（670），

名将谱 影响历史的人

任逻娑道行军大总管，率军击吐蕃。初战获胜，进屯乌海（今青海苦海）。但因副大总管郭待封违背节度，遭吐蕃军截击，军粮辎重尽失，仁贵不得已撤回大非川（今青海共和西南），又遭40余万吐蕃军攻击，唐军死伤殆尽，被迫约和而还，免官为民。不久，高丽复叛，起用为鸡林道总管。上元中，又因事获罪贬象州（治所在今广西象州东北），遇赦还乡。开耀元年（681），唐高宗思其功，起授瓜州长史，旋拜右领军卫将军，检校代州都督。永淳元年（682），率兵击突厥阿史那元珍于云州（治所在今山西大同），突厥兵闻薛仁贵复起为将，素惮其名，遂不战而退，唐军趁势奋击，大破之，斩万余人，获2万余口。

［九、裴行俭］

唐代高宗时名臣。字守约。绛州闻喜（今属山西）人。

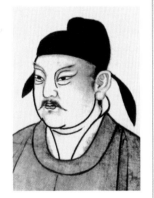

裴行俭

父裴仁基，隋光禄大夫。行俭贞观中举明经，显庆初为长安令。因私下议论高宗废王皇后，立武昭仪，贬为西州都督府长史。麟德二年（665）拜安西大都护，西域诸部多慕义归附。总章中，迁司列少常伯（吏部侍郎），与李敬玄同掌选事十余年，甚有能名，时称“裴、李”。当时承平日久，候选为官的人剧增。行俭创立长名榜、诠注等法，使选官有例可循，为后来所承用。行俭少时从大将军苏定方学习兵法，善于料敌决胜，又受到士兵爱戴，故战多取胜。调露元年（679）西突厥十姓可汗阿史那匐延都支与李遮匐反叛，侵逼安西（今新疆库车）。时行俭受命册送波斯王子泥涅师归国，途经西州时，募得万骑，用计谋俘获都支。将吏于碎叶城为他立碑纪功。高宗以他“文武兼资”，特授礼部尚书，兼检校右卫大将军。同年，东突厥阿史德温傅、阿史那伏念反叛，行俭以定襄道行军大总管统兵30万出击。开耀元年（681），以反间计逼伏念执温傅来降。行俭善于识拔人才，军中提拔的将领如程务挺、王方翼、郭待封、黑齿常之等，都成为一代名将。行俭工于草书，著有文集 20 卷，《选谱》10 卷。又撰《草字杂体》等，今佚。

［十、郭子仪］

中国唐代名将。华州郑县（今陕西华县）人。

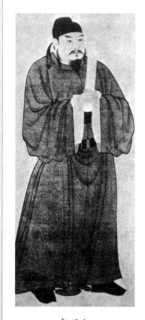

郭子仪

开元中武举登第，天宝十三载（754）任天德军（今内蒙古五原东）使，兼九原太守、朔方节度兵马使。十四载十一月安禄山反，唐以子仪为朔方节度使，领兵东讨。次年，他与朔方军将领李光弼在常山（今河北正定）会师，击败叛将史思明，收复河北十余郡。正拟进攻范阳（今北京），恰值潼关（今陕西潼关东北）失守，唐玄宗奔蜀，形势急剧变化。十五载，太子李亨即位灵武（今宁夏灵武南），是为肃宗。子仪、光弼奉命还军朔方（今宁夏灵武西北）。时朔方军成为唐朝恢复两京的支柱。同年冬，子仪与回纥（即回鹘）联军平定河曲（今内蒙古河套地区），巩固了后方；次年春又收复河东。至德二载（757）九十月间，子仪以天下兵马副元帅随元帅广平王李俶（后为唐代宗）率领本统军队和回纥等联军击败叛军，相继收复两京，安庆绪北退至相州。

乾元元年（758），子仪等九节度使围攻相州。次年，唐军败溃。子仪退守东京洛阳，不久被召还长安。代宗听信宦官鱼朝恩的潜毁，命李光弼代为副元帅、朔方节度使，解除子仪兵柄，只保留其司徒、同中书门下平章事诸衔。自乾元二年六月至宝应元年七月（759～762）三年间，几次起用子仪并进封为汾阳郡王，

名将谱　影响历史的人

官爵显赫。但朝廷不愿子仪久掌兵权，所以授职后或不让他到任，或事定即召还朝，使之常处于闲散地位。

自安史之乱后，吐蕃攻占河陇。广德元年（763）十月，吐蕃一度进入长安，代宗出奔陕州（今河南三门峡西）。在此期间，子仪被起用为关内、河东副元帅，在收复长安、备御吐蕃中起了积极作用。永泰元年（765）十月，吐蕃、回纥联兵内侵，长安震动。子仪领兵御之，在泾阳（今属陕西）被回纥所围。子仪凭着他在回纥军中的威信，只带数十骑到前线对话，说服回纥军反戈击吐蕃。长安的紧张局势得以缓和。

大历年间（766～779），吐蕃仍连年内侵，子仪以副元帅久驻河中（今山西永济西）、邠州，承担备御任务。大历十四年（779）五月唐德宗李适继位，召子仪还朝，充当山陵使，主管代宗安葬事宜，赐号尚父，进位太尉、中书令，免去副元帅及所兼节度使等职。建中二年（781）六月去世。

［十一、李光弼］

唐代名将。营州柳城（今辽宁朝阳）人。

父李楷洛，于武则天时附唐。光弼少善骑射，历任朔方（今宁夏吴忠北）、河西（今甘肃武威）将校。

天宝十四载（755），安禄山反，次年，光弼被子仪荐为河东（今山西太原西南）节度使，又加河北采访使，会合郭子仪军大破禄山将史思明，河北十余郡复归唐。光弼欲攻安史巢穴范阳（今北京），值潼关（今陕西潼关东北）失守，长安陷落，乃返军据守太原（今山西太原西南）。肃宗至德二载（757），史思明、蔡希德以十余万众围攻太原。太原只有河东兵约万人，光弼鼓励士卒，多方

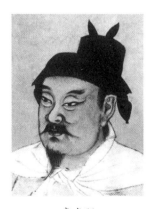

李光弼

备御。史思明留蔡希德继续攻城，光弼趁其懈怠，出兵反击，大败叛军。乾元元年（758），子仪、光弼等九节度使联兵围安庆绪于相州（今河南安阳）。唐诸军临阵因突起大风惊散溃退，唯光弼军不散。代宗命光弼代子仪为朔方节度使、兵马副元帅，入洛阳。时史思明已杀安庆绪，称大燕皇帝，遣军攻河南诸州。光弼以洛阳城大难守，遂撤出官吏百姓，弃空城，率全军扼守河阳三城（今河南孟州南）。次年，光弼大败思明于河阳，乘胜收复怀州（今河南沁阳）。上元二年（761），宦官鱼朝恩、大将仆固怀恩奏称叛军不难扫除，肃宗乃促光弼速攻洛阳，光弼被迫进军，战于北邙（今河南洛阳北），唐军大败，河阳、怀州均陷。光弼退守闻喜（今山西闻喜东北）。入朝，肃宗不加罪责，命其以太尉充河南副元帅，都统河南等五道行营节度使，镇临淮（今江苏盱眙西北）。此时，史思明已被其子史朝义所杀，朝义遣军南侵申（今河南信阳）、光（今河南潢川）等十三州，自领精骑围宋州（今河南商丘南）。光弼移镇徐州（今属江苏），击败叛军。宝应元年（762），进封临淮郡王。当时浙东袁晁起义，光弼遣军镇压。

唐代宗李豫即位后，信任宦官程元振、鱼朝恩，两人皆与光弼不协，力图中伤。光弼自镇临淮，二三年间不敢入朝。他历来治军严肃，发布命令时，诸将不敢仰视。至是，朝廷屡次征召，他皆迁延不至，诸将因此不听指挥，光弼羞愧成疾，广德二年（764）卒于徐州。

[十二、张巡]

唐朝名将。邓州南阳（今属河南）人。

开元末举进士。博览群书，通晓战法，重义尚气节。初为太子通事舍人，出任清河令，政绩卓著，后调任真源令。唐天宝十五载（756）二月，起兵抗拒安禄山叛军。募选精兵千人，与单父尉贾贲合众3000人，入据雍丘（今河南杞县）。贾贲战死，兼领其众，自称吴王李祗先锋使。三月，安将令狐潮、李怀仙等率4

万余众至城下，巡乘其恃众不备，自率千人，分数队，
突然出城攻击，迫使安军退兵。安军复来攻城，巡于城
上立木栅拒之，并以火焚破其登城，或伺隙出击，或乘
夜偷袭，相持60余日，大小300余战；在迫使安军撤围后，
又乘胜追击，俘其2000余人，军威大震。五月，令狐
潮复引兵围攻雍丘，巡坚守40余日。至七月，城中矢尽，
于夜间将草人千余缒城下，诱安军射之，得矢数十万支；
粮断，则遣勇士截安军粮运船只，取盐米千斛；还多次

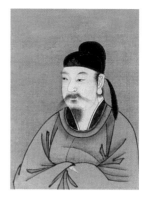

张巡

出城破敌，迫令狐潮退据陈留（今河南开封），不敢复战。旋又夜袭进屯白沙涡
（今河南宁陵北）的安军步骑7000余众，大破之，并擒获其援兵400余人，释
放胁从者，旬日间，百姓归附万余户。八月，率兵3000夜袭安将李庭望所部营地，
将其2万余人大半歼灭，余皆夜遁。十月，再次击退令狐潮等所率万余步骑的进攻，
斩杀数千人。十一月，巡又领兵邀击令狐潮所部万余人于雍丘北，大破之。巡固
守雍丘数月，令狐潮屡攻不下，遂于十二月在雍丘北置杞州，筑城垒以绝巡粮援。
巡被河南节度使虢王李巨授先锋使，不久，巨兵败，自彭城（今江苏徐州）东走。
叛将杨朝宗率马步2万，欲乘机袭宁陵（今河南宁陵东南），断巡后路，巡遂率
兵马3000余，东守宁陵，与睢阳太守许远军会合。遣将大破杨朝宗部，斩万余人。
诏拜主客郎中，河南节度副使。

　　至德二载（757）正月，应许远之邀，悉众入援睢阳（今河南商丘西南），
与其合兵6800人守城，抗击叛将尹子奇13万人的进攻。巡督励将士，昼夜苦战
16天，擒叛将60余人，杀士卒2万余人，尹子奇败退。许远自以才不及巡，推
其专掌军事。诏拜御史中丞。三月，尹子奇复引大军攻睢阳，巡悉众出战，斩其
3000余人，后又多次挫败尹子奇的进攻。至五月，尹子奇增兵急攻，巡于夜间
在城中鸣鼓，作出击状，使叛军彻夜戒备。当叛军解甲休息时，巡率南霁云、雷
万春等十余将，各领50骑，突袭敌营，直逼尹子奇麾下，杀5000余人，子奇左
目中箭，收兵退走。七月，尹子奇率军数万再度攻城。张巡久战无援，仅剩士卒

1600 人，粮食奇缺，将士掺杂茶纸、树皮为食，睢阳遂被包围。巡临机应变，加强防守，人自为战，毁敌攻城器具及入城蹬道，多次击退进攻。叛军无奈，遂掘壕立栅困城。八月，城中仅余士卒 600 人，巡与许远分城防守，并遣将突围求援。唐谯郡（治今安徽亳州）、彭城、临淮（治今江苏盱眙西北）诸守将皆拥兵不救。叛军知城内援绝，攻城更急。城中食尽，罗雀掘鼠亦尽，将士仅剩 400 人，且饥病不能战。十月初九，城陷。巡等被擒杀。

张巡领兵，军纪严，赏罚明，与众共甘苦。作战注重上下协同，"兵识将意，将识士情，上下相习，人自为战"。故以万人之众，前后守两座孤城达两年之久，歼叛军十余万，为唐保障江淮安全、平定安史之乱起了重要作用。

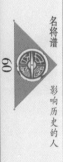

名将谱

影响历史的人

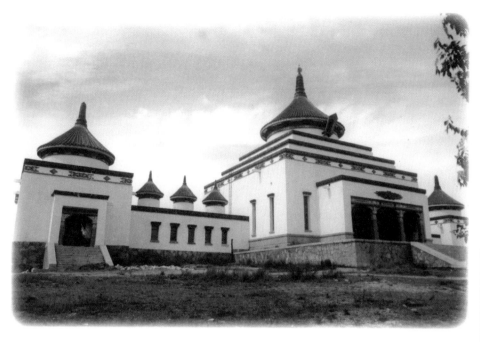

第四章　宋辽金元

[一、赵匡胤]

宋代开国皇帝。960～976年在位。年号先后为建隆、乾德、开宝。涿郡（今河北涿州）人。

后周时因战功升任殿前都点检，统率禁军。959年，后周世宗柴荣病逝，继位的恭帝柴宗训只有七岁。960年正月，赵匡胤通过陈桥兵变夺取后周政权，建国号宋，仍都开封。

宋太祖在平定李筠和李重进叛乱，稳定内部统治之后，继续进行周世宗开始的统一事业。他遵循先南后北、先易后难、各个击破的方针，于乾德元年（963）灭荆南和湖南，乾德三年灭后蜀，开宝四年（971）平南汉，八年灭南唐。至此，除吴越、北汉和漳、泉二州外，五代十国时的各个割据政权全被消灭。

宋太祖采取一系列措施，加强了封建专制主义中央集权，建立了由皇帝直接掌握的庞大的军队和官僚机构。

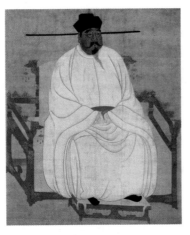

宋太祖赵匡胤

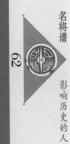

名将谱 影响历史的人

宋太祖即位不久，就以优厚的俸禄为条件，解除了曾帮助他夺取政权的禁军高级将领石守信、王审琦、高怀德等人的兵权。提拔一些资历较浅、容易驾驭的人充当禁军将领。接着取消禁军最高统帅殿前都点检、副都点检的职务，由殿前都指挥使司、侍卫马军都指挥使司、侍卫步军都指挥使司分别统领禁军，各不相属。并由枢密院掌管全国军队的调动、招募、廪给、训练、屯戍、拣选、迁补等军政。三衙统率禁军，但无发兵权，枢密院虽有发兵权，但不统率军队，两者互相牵制，皆听命于皇帝。宋太祖把约一半禁军部署在开封及近畿，另一半屯驻外地，使内外相维，互相制约。经常调换军队的将领，并实行更戍法，定期换防，不使将领与士兵之间、军队与某一地方之间发生深厚的关系。他还实行养兵政策，每遇灾荒，就大量招募破产农民当兵，以防止农民起义。

为了防止"君弱臣强"，他削弱了宰相的职权。宰相经常不止一人，在宰相之下还设参知政事若干人。另外又设置枢密使，以分取宰相的军政大权；设置三司使，以分取宰相的财政大权。为了避免再现藩镇跋扈的局面，他采纳赵普"稍夺其权，制其钱谷，收其精兵"的建议，取消节度使兼领附近数州（支郡）的制度，从平定荆南、湖南开始，每消灭一个割据政权，规定所属各州都归中央管辖，然后逐步将节度使从地方调到开封担任没有实职的闲官，由中央派遣文臣任知州、知府，一般是三年一任。各州（府）还设置通判，监督、牵制州（府）长官。为了选拔合格的官员，他沿袭隋唐以来的科举制，晚年还亲自在讲武殿主持考试，以后殿试成为制度，科举及第的人都成了"天子门生"。乾德三年，他下令各州，赋税收入除留一小部分作必要开支外，其余全部上缴中央政府，调运到开封或指定地点。他还派遣使者到各地选择身强力壮、能征善战者收补禁军，使州郡兵力不能与中央抗衡。宋太祖对辽的目标是收回被后晋石敬瑭割让的燕云十六州，争取用金帛赎买，在位期间与辽没有发生大的冲突。对割据夏州（今陕西靖边北）的党项拓跋氏，持优容态度。

宋太祖的一系列措施，基本上结束了唐安史之乱以来持续两百年的藩镇割据局面，巩固了赵宋王朝的统治，具有进步意义。但是，他用"分化事权"的办法防止大臣专擅，结果形成叠床架屋的官僚机构；他用兵无常帅、将从中驭的办法防止军队叛变，结果削弱了军队的战斗力；他把主要精力集中于防制"内患"上，必然采取"守内虚外"的方针。

［二、曹彬］

北宋将领。字国华。真定灵寿（今属河北）人。

出身武将之家，五代后汉时，为成德军牙将。后周时，由于是周太祖外甥，颇受信用，为晋州兵马都监，累官引进使。入宋后，改左神武将军，又兼枢密承旨。太祖时，历任宣徽南院使、义成军节度使、枢密使、忠武军节度使。太宗时，加同平章事，兼侍中。太平兴国八年（983），罢为天平军节度使，后为侍中、武宁军节度使，徙平卢军节度使。真宗即位，复检校太师、同平章事，召拜枢密使。卒赠中书令，追封洛阳郡王，谥武惠，与开国名相赵普同配享太祖庙庭。南宋乾道六年（1170），从祀武成王庙。

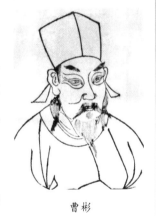

曹彬

入宋后，曹彬主要参加了4次大战：一是乾德二年（964）为都监，随刘光义出征后蜀；二是在开宝七年（974）为都部署，率军讨平江南；三是在太祖时期多次率兵讨伐北汉；四是在雍熙三年（986）宋军三路攻辽时，为主力东路主帅。讨平江南，是曹彬一生的得意之战，因其约束部下不杀掠，而享盛誉。雍熙北征，则充分反映出曹彬的疏于韬略，指挥无方。他谨小慎微、奉公守法，虽被推崇为宋代第一良将，但其实难副。

[三、杨延昭]

北宋名将。本名杨延朗，人称杨六郎。麟州新秦（今陕西神木）人。

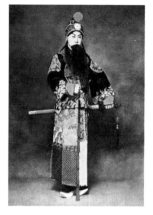

杨延昭在京剧《四郎探母》中的形象，马连良饰

初投北汉军。太平兴国四年（979），宋灭北汉后归宋，补供奉官，从父杨业守代州（今山西代县）。雍熙三年（986）宋攻契丹时，为杨业部先锋，出雁门关（今代县西北），战于朔州（今属山西）城下。旋知景州，后徙保州缘边都巡检使。咸平二年（999），率军民坚守遂城（今河北徐水西北），抗击契丹军进攻。时逢天寒，令众汲水泼洒城墙，顿时结冰，滑不可攀，契丹军屡攻不克，乃退兵。其城被誉为"铁遂城"。以功升莫州刺史。景德元年（1004），契丹军大举南下进逼澶州（今河南濮阳县）。上书真宗，建议趁契丹军深入，人马疲惫，扼其要路歼之。未得回示，乃率部进抵契丹境，俘获甚众。次年，任高阳关副都部署。守边关20余年，智勇善战，号令严明，同士卒共甘苦，深受部属爱戴。大中祥符七年卒。

[四、宗泽]

中国北宋末、南宋初抗金名臣。字汝霖。婺州义乌（今属浙江）人。

宋哲宗元祐六年（1091）赐同进士出身。从元祐八年起，历任县令、通判等地方官。靖康元年（1126）八月，金兵再次南侵，出知磁州（今河北磁县），并任河北义兵都总管，在磁州击退金兵，声震河朔。其时，宋钦宗赵桓为求得金兵再次后撤，派康王赵构出使金营。当赵构一行到达磁州时，宗泽劝阻赵构使金，得留相州。金兵再围开封后，宋钦宗任命宗泽为河北兵马副元帅，协同兵马大元帅赵构等人救援京城。宗泽力主向开封进军，并不顾赵构、汪伯彦等人的阻挠，率兵奋战，多次挫败金兵。

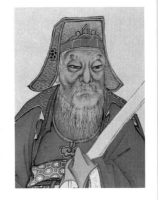

宗泽

金人掳宋徽宗、宋钦宗北去，宗泽上表劝赵构为帝。南宋政权建立，宗泽知襄阳府（今属湖北）。由于李纲的推荐，于建炎元年（1127）六月任知开封府，后又升任东京留守兼开封府尹。

宗泽在开封修建防御设施，加强治安，整顿秩序，同时联络北方抗金义军。各地农民义军，还有若干支溃兵游勇，在金军南侵的情况下，也都先后归附宗泽，共同抗金。因此，宗泽在很短时间内，就把开封这个经过金兵洗劫、残破不堪的城市整顿成抗金前线的坚强堡垒，并率兵击退金完颜宗翰等发动的猛烈进攻。为了收复河东、河北失地，宗泽在巩固开封防务的同时，还积极作渡河准备。他强烈建议还都开封，宋高宗（赵构）等不仅不接受，反而一再破坏其抗金部署，令宗泽忧愤不已。建炎二年，终于忧愤成疾，疽发于背。诸将入问疾，他勉励诸将："汝等能歼敌，则我死无恨。"诸将出，宗泽悲愤地吟诵杜诗名句："出师未捷身先死，长使英雄泪满襟！"连呼三声"过河"，与世长辞。谥忠简，有《宗忠简公集》传世。

宗泽曾识拔岳飞，并加以重用，对岳飞后来成为抗金名将起了很大作用。

［五、岳飞］

南宋名将，军事家。字鹏举。相州汤阴（今属河南）人。卒于临安（今浙江杭州）。

少时习武，喜读兵书、《左传》。
北宋末年，曾从军抗辽。靖康元年（1126），
复投军于赵构大元帅府抗金，因作战勇
敢升秉义郎。后隶属副元帅宗泽，在黄
河南北屡败金军。二年，北宋亡，赵构
于南京应天府（今河南商丘西南）即帝位。
岳飞上书反对宋室南迁，力请高宗赵构
北渡亲征，恢复中原，被革职。转投河
北招抚使张所，任中军统领，随都统制
王彦北渡黄河，在太行山一带抗击金军。

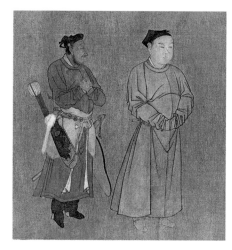

岳飞

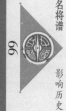

名将谱

影响历史的人

建炎三年（1129），随军南撤建康（今南京），隶属江淮宣抚使杜充，任右军统制。
随都统制陈淬在马家渡（今安徽马鞍山东北）阻遏金将完颜宗弼军渡江。因诸军
皆溃，孤军难敌，力战后退屯蒋山（今南京紫金山），整饬所部，招收散兵游勇，
自成一军，转战广德（今属安徽）、宜兴（今属江苏）等地，多次获胜。次年春，
率军于常州（今属江苏）截击完颜宗弼军渡江北归，先后于清水亭、牛头山（均
在今江苏南京江宁区西南）、靖安镇（今南京西南）击败金军，收复建康，升通、
泰镇抚使，驻屯泰州（今属江苏）。继奉命进援楚州（今江苏淮安楚州区），在
承州（今高邮）等地与金军鏖战，因众寡悬殊，被迫弃泰州退守江南。

绍兴元年（1131），隶属江淮招讨使张俊，率部转战于江南西路和淮南西路，
击破盗匪李成军，招降张用，迁神武右军副统制。二年，击破盗匪曹成军，屯戍
江州（今江西九江）。三年，镇压吉、虔（今吉安、赣州）二州农民起义军。伪
齐军攻占襄阳（今属湖北襄樊）、邓州（今属河南）后，他建策收复襄阳等六郡，
进图中原，被宋廷采纳。四年，任黄州、复州、汉阳军、德安府制置使，率军自
江州溯江西进，克复汉水重镇郢州（今湖北钟祥），遂分兵北进，连克随州（今
属湖北）、襄阳、邓州，大败金与伪齐军，并趁势收复唐州、信阳军（今河南唐河、

信阳），从而控制长江中游广大地区，打开与川、陕通路，以功授清远军节度使。此后，营田积粮，训练军伍，积极为收复中原作准备。同年冬，出兵救援庐州（今合肥），击败金与伪齐军。五年，授镇宁、崇信军节度使，神武后军都统制，奉命镇压洞庭湖地区杨么起义军。六年，任湖北、京西路宣抚副使，一反宋军秋季防御常法，举兵奇袭伪齐军。以部分兵力东向蔡州（今河南汝南），诱敌来攻，主力自襄阳出击伊阳（今嵩县），一举收复今豫西、陕南大片失地。同年冬，再次击败金与伪齐军，兵临蔡州。

七年，升湖北、京西路宣抚使，力陈乘伪齐主刘豫被废，金军无备，增兵北伐，图取中原之策。后多次上书反对与金和议，重申收复两河壮志，均遭高宗与权相秦桧拒绝。十年，率军迎战大举南进之完颜宗弼军。按照以襄阳为基地、连结河朔、收复中原方略，遣将联络北方义军袭扰金军后方；以部分兵力迂回侧击东京一带金军；自率主力从正面反击，直趋中原。在民众配合下，仅月余，相继收复西京（今洛阳）及陈（今淮阳）、蔡间诸要地，形成东西并进，威逼东京金军之势。旋于郾城之战中，充分利用所部士气旺盛、训练有素等有利条件，大败金军精骑。继在颍昌之战中，再次击败完颜宗弼军的反击。正当岳飞行将挥师渡河时，高宗、

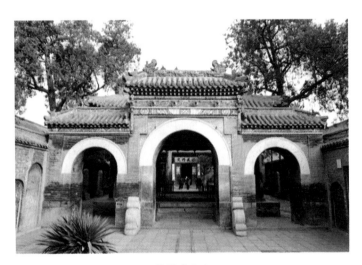

汤阴岳飞庙

秦桧向金乞和，诏令各路宋军班师，致使其恢复中原计划功败垂成。

十一年，率军进援淮西。后被召回临安（今杭州），罢宣抚使，改授枢密副使，解除兵权，为秦桧及其党羽诬陷入狱。十二月二十九日，以"莫须有"罪名被杀害。孝宗时追谥"武穆"，宁宗时追封鄂王。

岳飞精韬略，善运筹，博采众谋，团结民众，用兵善谋机变，不拘常法，强调运用之妙，存乎一心。严于治军，重视选将，信赏明罚，爱护士卒。其军以"冻死不拆屋，饿死不掳掠"（《宋史·岳飞传》）著称。常能以少胜众。金军叹称："撼山易，撼岳家军难！"

［六、韩世忠］

南宋抗金将领。字良臣。绥德（今属陕西）人。

幼年家贫，18岁应募入伍，性格粗犷、豪爽，嗜酒使气。能挽强弓，勇冠三军，

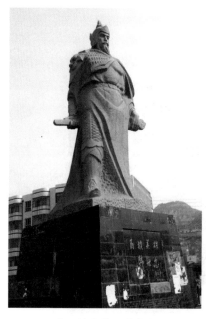

陕西绥德韩世忠塑像

在对西夏作战中屡立战功。宣和三年（1121），以偏将身份随王渊镇压方腊起义。宋金战争爆发后，韩世忠率部转战濬州（今河南浚县东南）、庆源府（今河北赵县）、大名府（今河北大名东北）等地，以少击众，是北宋末年官军中少见的一支劲旅。建炎元年（1127），宋高宗赵构即位，韩世忠任御营左军统制。三年，以镇压临安苗傅、刘正彦政变有功，驻守镇江。金完颜宗弼率军渡江南侵，韩世忠退保长江口一带，在金兵北归时，以水军八千人，重返镇江江面，进兵邀击，将金军逼进黄天荡（今江苏南京东北），又尾追至

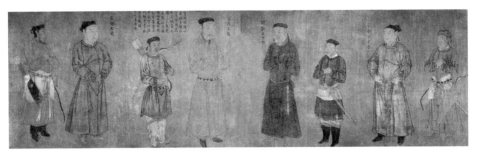

《中兴四将图》绘南宋初将领刘光世、韩世忠、张浚、岳飞全身立像

建康（今南京），前后战斗 40 日，给金军以巨大的打击。岳飞收复襄阳等地后，金与伪齐联合向两淮地区反扑。绍兴四年（1134），韩世忠伏兵大仪镇（今江苏扬州西北），击败敌军。此后，韩世忠移屯楚州（今江苏淮安），积极发展生产，联合山东义军，以不足 3 万人的兵力，使淮东成为保卫东南的重要屏障。在宋廷对金乞和的岁月里，韩世忠多次上书，揭露金之阴谋，坚决请战，与秦桧进行多次斗争。绍兴十年，在岳飞北伐的同时，韩世忠连克海州等地，十一年，奉命救援淮西，后被宋廷调回，任枢密使，解除兵权。秦桧迫害岳飞，举朝无敢言者，独韩世忠面诘秦桧误国，为岳飞伸张。绍兴和议后，他闭口不言兵，杜门谢客，以家乡清凉山为名，自号清凉居士，表示思念沦于金朝统治的故土。绍兴二十一年病逝，宋孝宗时追封蕲王，谥忠武。

［七、刘锜］

南宋抗金名将。字信叔。秦州成纪（今甘肃天水）人。

出身将门，善射技，少时从军征战。北宋末，授阁门祗候。高宗立，为陇右都护。张浚宣抚川陕，用为泾原经略使。建炎四年（1130），率泾原军参加富平（今属陕西）战役。绍兴三年（1133）为宣抚司统制。后召回临安府（今浙江杭州）。六年任权提举宿卫亲军，接管王彦统率的前护副军，始自成军。十年，金兵南下，被任

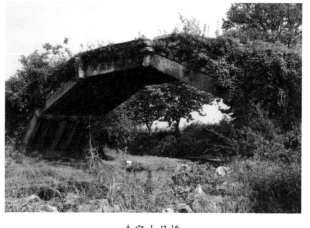

南宋古月桥

命为东京（今河南开封）副留守，率八字军等近两万人沿水路北上，到达顺昌府（今安徽阜阳），遇金兵，遂发生激战。金统帅完颜宗弼以大军进攻，刘锜坚守顺昌，以逸待劳，以寡敌众，大败金军，以功拜武泰军节度使。不久，奉命撤还江南。十一年，奉调增援淮南，与王德、杨沂中等军在庐州（今安徽合肥）东南的柘皋镇大破金军。与张俊不协，罢知荆南府（今湖北荆州），在江陵兴修水利，很见成效。三十一年，金主完颜亮大举攻宋，为江、淮、浙西制置使，节制诸路军马，驻扬州，直接指挥淮东军事，进屯淮阴（今江苏淮安西南），扶病率军与金军相持。宋军败退，刘锜因病重还镇江。次年病逝，谥武穆。

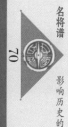
［八、王德］

南宋勇将。字子华。通远军熟羊寨（今甘肃陇西西北）人。

胆略过人，勇猛善战。北宋末从军。靖康元年（1126）金军进攻中原时，因侦察隆德府（治所在今山西长治）有功，授进武校尉。后率16骑闯入隆德府，俘太守，杀金兵近百人而归。建炎二年（1128），从江淮制置使刘光世讨叛将李成，于上蔡（今属河南）、新息（今息县）等地，屡战获胜。三年，任前军统制。四年，参与镇压信州（今江西上饶）王念经农民起义。绍兴四年（1134），渡江北击金军，于桑根山（位于今安徽全椒西北）擒金将万户、千户十余人。六年，与郦琼率军击退伪齐犯淮西中路军。七年，升行营左护军都统制。后奉命率所部移屯建康府（治所在今南京），改隶淮南西路宣抚使张俊。十年，率军反击金军，乘虚袭取宿州、亳州（今均属安徽），以功升龙神卫四厢都指挥使。后迁侍卫亲军马步军都虞侯。十一年，金军渡淮南进，游骑逼临长江。张俊欲分兵守南岸，王德力陈两淮为长江屏障，不可弃守，并自请率军自采石（今马鞍山西南）渡江，收复和州（今和县）、含山（今属安徽）等地。后参加柘皋之战，率先冲入金右翼坚阵，射杀金将，大败金军。加清远军节度使、建康府驻扎御前诸军都统制。十五年，为权相秦桧所忌，贬为添差两浙东路马步军副都总管，后改荆湖北路马步军副都总管。

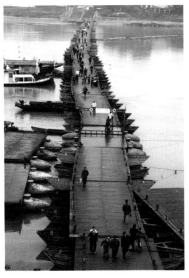

建春门浮桥，横卧于贡江之上，建于南宋年间，一直沿用了八百多年

［九、张世杰］

南宋末抗元名将。范阳（今河北涿州）人。

少时在蒙古将张柔部下当兵，后投奔南宋。宋将吕文德用为小校，逐渐升至黄州武定诸军都统制。景定元年（1260）与高达等援鄂州有功。咸淳四年（1268）为两淮都统，受命将五千人守鄂州，抵御元兵，竭力守卫。五年，为京湖都统，率马步、舟师援襄樊，与元兵战于赤滩圃。六年，领兵江防。九年襄樊为元兵攻陷。十年，守郢州（今湖北钟祥），击退攻城元兵。德祐元年（1275），宋恭帝即位，应诏自江西入卫临安，并发兵收复浙西诸部，兵势颇振。旋率诸军与元兵会战镇江焦山，失利。此后，相继为沿江制置副

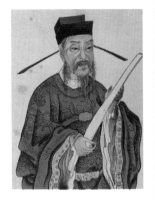

张世杰

使，兼知江阴军；浙西制置副使，兼知平江府。十二月，以元兵迫近，入卫临安。次年正月，元兵迫临安，请背城决战，被丞相陈宜中所阻，乃提兵入定海。五月，与陈宜中等在福州立赵昰为帝，改元景炎。被任为枢密副使。次年，元兵来攻，奉赵昰入海，转战闽、粤沿海。景炎三年（1278），赵昰死，又与陆秀夫等立卫王赵昺，改元祥兴，迁居崖山（今广东江门新会区南海中）。次年，与元张弘范决战海上，大败。率十余舰突围，退至螺岛（今广东阳江以南海中），因台风毁船溺死。

[十、耶律阿保机]

辽朝的创立者。契丹名阿保机。出身迭剌部的显贵家族。这个家族拥有世选本部夷离堇（军事首领）的特权。

9世纪末，耶律亿任遥辇氏痕德堇可汗的挞马狘沙里（扈卫官），率领挞马部（扈卫队）战胜了近邻诸小部，并击溃以蒲古只为首杀害于越（联盟执政者）耶律释鲁的部落豪强。901年，被推为迭剌部夷离堇，主管遥辇氏联盟的军事。又破室韦、乌古、女真等部，俘奚人，掠汉地，因功在903年任于越。907年，痕德堇可汗死，契丹贵族奉耶律亿为可汗，称天皇帝（太祖）。耶律亿通汉语，任用韩知古、韩延徽、康默记等有才学的汉人为谋士，并采纳韩延徽的建策，置州县，立城郭，定赋税，

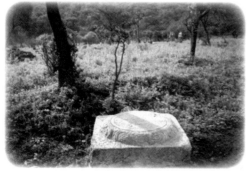

辽太祖祖陵陵区石柱础

模仿汉地的制度来管理在战争中俘掠的大量汉人。从此，契丹社会在奴隶制成分仍占重要比重的情况下，封建制成分得以迅速发展。他建立了一支精锐而忠诚的亲军"腹心部"，讨平黑车子室韦、奚等部，尽有其地，确立了森严的仪卫制度。皇权的发

展与守旧的契丹奴隶主贵族矛盾日益尖锐，其弟耶律刺葛、迭刺、寅底石、安端和于越耶律辖底发动叛乱，均被镇压。916年，耶律亿大会群臣、属部，称大圣大明天皇帝，庙号辽太祖，建元神册，立长子耶律倍为皇太子。随后，亲征突厥、吐谷浑、党项等部，转掠代北，掳获许多人畜。神册三年（918），任康默记为版筑使，在潢河以北营建皇都（后称上京，在今内蒙古巴林左旗境）。六年，诏定法律，正班爵。大批降人、俘虏的迁入使辽的实力渐趋雄厚，在长城以北草原上出现了农田、村落、城郭、矿冶、作坊以及寺院与孔庙。又进一步加强政权建设，在参酌旧俗的基础上，援引汉人文法，强化了皇权统治。根据契丹与汉人经济生活的不同，对部落和州县各因俗施治。由于汉人增多，朝中专设汉儿司主其事。天显元年（926），辽太祖领兵灭渤海国，七月，在归途中病逝，葬祖州。

[十一、萧绰]

辽景宗皇后，辽圣宗耶律隆绪的生母。姓萧，名燕燕，汉名绰。辽北院枢密使兼北府宰相萧思温女。

辽景宗即位，册为皇后。乾亨四年（982），辽景宗死，辽圣宗立，萧燕燕奉遗诏摄政，号承天皇太后。当时，宗室二百余人拥兵握政，向背难测；辽宋之间随时可能发生战争，人心不安；圣宗年幼，前途可虑。她任韩德让和耶律斜轸参决大政于内，耶律休哥总领南面军务于外，并加强对宗室的约束和对吏民的管理，使政局渐趋稳定。注意改善契丹人和汉族的关系，在倚重契丹人官员的同时，也任用了许多汉族官员。辽国旧例，契丹人

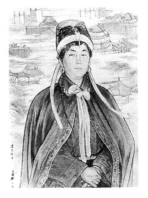

萧绰

和汉人相殴致死，轻处契丹人，重处汉人，她当政时改为依汉律论断，同罪同科。从统和四年到二十二年（986～1004），辽宋交战多次，她常与圣宗亲征，史称

她"习知军政，澶渊之役亲御戎车，指麾三军，赏罚信明，将士用命"。统和时期，辽的国势达到全盛，与她的活动有密切关系。

[十二、耶律大石]

西辽的创建者。字重德。契丹人。辽太祖耶律亿八世孙。

通契丹文、汉文，善骑射。辽天祚帝耶律延禧初年，曾为翰林承旨，契丹语翰林称"林牙"，故亦名"大石林牙"。历任刺史、节度使。女真族阿骨打起兵灭辽，天祚帝于保大二年（1122）自鸳鸯泺败走夹山（今内蒙古土默特左旗东北大青山）。宗室耶律淳留守南京析津府（今北京），耶律大石与宰相李处温等在南京拥立耶律淳为帝，号天锡皇帝。耶律淳称帝三个月病死，妻萧德妃权主朝政。不久，金兵攻陷南京，萧德妃西奔天德军（今内蒙古乌拉特前旗东北）谒天祚帝，被杀。耶律大石在居庸关抗金之役中为金军俘获，保大三年九月逃依天祚帝。天祚帝赦其擅立之罪，耶律大石心不自安。保大四年七月，天祚帝自夹山率师东伐，谋为恢复。耶律大石谏阻，不从，乃自立为王，率二百骑遁走，过黑水（今内蒙古达尔罕茂明安联合旗艾不盖河），得到白达达部（汪古部）首领的资助，驰至辽西北重镇镇州（今蒙古鄂尔浑河上游，哈达桑东北古回鹘城）。这一带本是漠北辽朝治下广大游牧部落之地，未受金兵侵扰。他便在可敦城召集边境内威武等七州和大黄室韦、乌古、敌烈、达密里、阻卜、密儿纪等18部

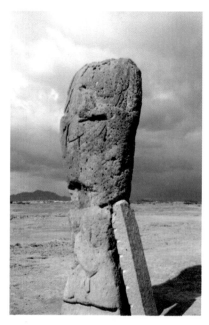

内蒙古巴林左旗林东辽上京城遗址石人像——观音石像

部众，组成新军，"有战马万匹"，设官置吏，建立了新政权，策划复兴辽朝。并向西北发展，在叶密里河（今额敏河）边建筑了一个城堡。许多突厥人前来归顺，势力逐渐增至四万户。1130年，他再向西发展，行前致书给西州回鹘王毕勒哥，说要假道西行，毕勒哥馈送他出境。

据史家记载，耶律大石分两路西进。一路拟攻喀什噶尔，但受到挫折。主力向西经伊犁入哈剌汗所辖八剌沙衮境。时哈剌汗孱弱，属下割录部和康里部叛乱，于是便向耶律大石纳土称臣。耶律大石乘机夺取了王位，自称天祐皇帝，改元延庆，同时采用突厥称号曰"古儿汗"（众汗之汗），这就是中国史上所称"西辽"。康国元年（1134），西辽德宗以八剌沙衮为都城（别称虎思斡鲁朵，意为强有力的宫帐），傍楚河。哈剌汗所辖地区，原有很多屯田的契丹人居住，这使西辽德宗得以顺利地拓地立国。

西辽德宗讨平康里部的反乱，北向击败了辖戛斯。康国元年，复遣大军东征金朝，至喀什噶尔、和阗后，沿途牛马多死，被迫还师。四年五月，开始攻寻思干算端马哈木汗，败之于忽毡。马哈木汗退到寻思干后，重整武备，并求援于其舅父忽儿珊的塞尔柱算端桑伽儿（另说是割录部要求桑伽儿北上河中）。康国八年，桑伽儿渡过阿姆河，"举兵十万"来攻，西辽德宗率契丹、突厥、汉军迎战于寻思干迤北之喀忒汪。桑伽儿大败。溃退到梯尔哈木山谷，全军覆没，遗尸数十里，桑伽儿与马哈木汗仅以身免。西辽德宗乘胜北攻不哈剌，并命其将军萧查剌阿不攻花剌子模，花剌子模沙阿即思也降服作了西辽的藩属，允贡大量金币、畜产。至此，西辽的疆域已相当辽阔：东起哈密，西至咸海，北达叶尼塞河上游，南抵阿姆河，一时成为中亚一强大帝国。

康国十年，西辽德宗病逝。西辽至1218年为成吉思汗的蒙古军所灭，辽朝在中亚又延续了94年。

[十三、元昊]

西夏皇帝。小字嵬理，后更名曩霄，李德明长子。

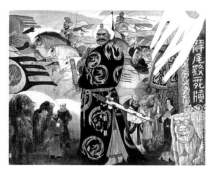

元昊

通汉文。26岁奉父命领兵攻破甘州回鹘，被立为皇太子。1031年嗣位。宋授其为定难军节度、夏银绥宥静等州观察处置押蕃落使、西平王。辽封他为夏国王。1032年，废弃唐、宋所赐李、赵姓氏及拓跋旧姓，改姓嵬名，自称兀卒（"青天子"）。1034年，建年号开运，下秃发令；升兴州（今宁夏银川）为兴庆府，扩建宫城；更新官制，分立文武两班，由蕃、汉人分任，另设"专授蕃职"，限党项人充任。定服制、朝仪，废除唐宋的烦琐礼制。亲自主持创制西夏文；大庆二年（1037），设立夏、汉学院，建立"番学"（党项学），并以夏字翻译《孝经》《尔雅》《四言杂字》等汉文书籍作为教材；选拔蕃汉官僚子弟入学学习。广运二年（1035），领兵攻打居住在湟水流域的吐蕃唃厮啰部，镇压散居肃（今甘肃酒泉）、瓜（今甘肃瓜州东南）、沙（今甘肃敦煌西）三州的回鹘叛部。回师占领兰州（今属甘肃），筑城戍守，隔断吐蕃和宋朝的交通。他实行征兵制，扩充兵员，并把全国分为左右两厢，创设各地监军司，军队沿用部落组织形式，各有固定驻地，形成以首都为中心，列兵四向的兵力配置。

天授礼法延祚元年（1038）十月，他更名曩霄，建国号大夏，自称皇帝。进表宋朝，要求承认。宋朝下令削赐姓官爵、禁断互市贸易。双方随即发生战争。夏军在三至五年连续发动进攻，取得三川口（今陕西延安西北）、好水川（今宁夏西吉兴隆镇东南）及定川寨（今甘肃固原西北）等战役的胜利。七年，双方重新媾和。西夏景宗进誓表以夏国主称臣，宋朝同意每年给予银、绢、茶，并在保安军（今陕西志丹）、镇戎军（今宁夏固原）置榷场互市。

夏宋媾和，夏辽矛盾随着激化。西夏景宗与辽兴平公主婚后失和，辽境内的

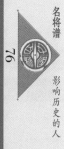

名将谱 影响历史的人

党项部落多叛附西夏，纠纷日益扩大。七年，辽兴宗亲率大军西征，为西夏景宗所败。从此夏、宋、辽三方鼎峙的局势形成。在西夏内部，皇权急剧扩张，激化了与党项贵族势力的矛盾。西夏景宗实行"峻诛杀"的政策，镇压反对势力。天授礼法延祚十一年正月十五日，太子宁凌哥入宫行刺，西夏景宗受伤而死。谥武烈皇帝，庙号景宗，陵号泰陵。

[十四、完颜阿骨打]

金朝开国皇帝。汉名旻。女真名完颜阿骨打。按出虎水（今黑龙江哈尔滨东南阿什河）女真完颜部人。

天庆三年（1113）任女真各部联盟长，称都勃极烈。四年，起兵反辽。攻占混同江东的宁江州（今吉林扶余东南小城子）；又于出河店（今黑龙江肇源西南）大败辽军。乘胜破宾州（今吉林农安东北）、祥州（今吉林农安东北）、咸州（今辽宁开原老城镇）等地。五年正月，建国号金，年号"收国"，都会宁府（今黑龙江阿城南白城子）。九月，统率金兵攻克辽北重镇黄龙府（今吉林农安）。

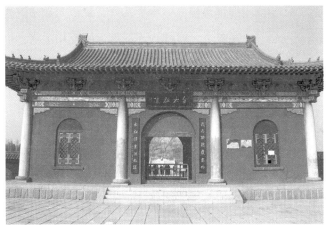

阿城金太祖完颜阿骨打陵墓

十二月，于护步答冈（今黑龙江五常以西）破辽天祚帝耶律延禧亲征大军。次年，夺取辽东半岛以东地区。遂加号大圣皇帝，改年号为天辅。天辅三年（1119），颁行女真文字。四年，再次率军攻辽。三年间，占领辽上京、中京、西京等地，辽天祚帝西逃夹山（今内蒙古土默特左旗东北大青山）。完颜晏亲自统军占领辽南京析津府（燕京，今北京），派兵追击天祚帝。七年八月，领兵返回上京。途中病逝。在位期间，建立勃极烈（相）辅政制及"以三百户为谋克，十谋克为猛安"的军事行政组织。

［十五、成吉思汗］

古代蒙古开国君主，军事统帅。名铁木真，姓孛儿只斤，乞颜氏。元朝追上庙号太祖。

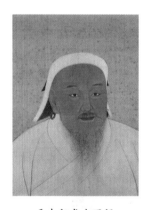
元太祖成吉思汗

成吉思汗生于蒙古贵族世家。五世、四世叔祖曾为辽属部官令稳、详稳，曾祖葛不律汗及其弟咸补海汗、伯祖父忽都剌汗都做过蒙古部主。父也速该，有拔阿秃儿（勇士）称号，是一个有实力的贵族。当时，蒙古高原部落林立，塔塔儿人、蒙古人、克烈人、乃蛮人、蔑里乞人、斡亦剌人部落之间互相攻打，争战不休。这些部落都曾对辽金两朝有臣属、纳贡的关系，但又时服时叛。金王朝利用归顺的部落征伐叛离者，使蒙古高原部落战争局势复杂化。战争愈益频繁，规模愈益扩大，部落结构常被打破，形成跨部落的军事联盟，出现大规模联合的客观趋势。1162年，受金朝支持的塔塔儿人部落与蒙古人部落发生激战，也速该俘获塔塔儿首领铁木真，正值成吉思汗出生，便用俘虏的名字为婴儿命名，以纪念胜利。

约在1170年，也速该被塔塔儿人毒死，所领部众纷纷离去，也速该的遗孀月伦领着铁木真和他的几个弟弟度过数年艰难生活。铁木真曾被咸补海汗后裔泰赤乌贵族掳去囚禁，逃回后投靠和臣属于蒙古高原最强大的克烈部部主脱里汗。不久，铁木真的妻子孛儿台又被蔑里乞人掳去，他求脱里汗约其附庸札答阑部主札木合共同出兵，打败了蔑里乞人，夺回妻子。少年时期的艰险经历，培养了铁木真坚毅勇敢的素质。

忽都剌汗死后，蒙古部众大都在札木合控制之下，铁木真投靠札木合，随他游牧。在这过程中，铁木真笼络人心，招徕人马，最后脱离札木合，建立自己的"斡耳朵"。

约在12世纪80年代，铁木真称汗。札木合率领札答阑、泰赤乌等十三部来攻，铁木真兵分十三翼迎战，因实力不敌而败退，史称十三翼之战。

1196年，金兵征塔塔儿部，铁木真和克烈部脱里汗出兵帮助金朝，于斡里札河（今蒙古东方省乌勒吉河）打败塔塔儿人。金右丞相完颜襄授铁木真以察兀忽鲁（部长）官职，封脱里汗为王（脱里从此称王汗，语讹为汪罕）。不久，克烈部发生内乱，王汗弟引乃蛮人攻打王汗。王汗逃奔西辽，又经畏兀儿、西夏返回蒙古高原。由于铁木真的援助，王汗很快恢复了统治。

铁木真与王汗联兵攻打古出古·乃蛮部，回师途中又与乃蛮本部相遇。王汗见敌势盛，不告而退，把铁木真留在乃蛮兵锋之下。铁木真发觉后，迅速撤兵，回到自己牧地撒里川（在今蒙古克鲁伦河上游之西），反而把王汗暴露在敌前。王汗大败。因为有许多蒙古部众在王汗处，铁木真怕他们被乃蛮吞并，对自己不利，便派称为四杰的博尔术、木华黎、博尔忽、赤老温领兵援救王汗，击退乃蛮。铁木真在部落争战中善于利用矛盾，纵横捭阖，逐渐摆脱了对王汗的臣属地位。

针对铁木真和王汗，蒙古高原形成了塔塔儿、乃蛮、斡亦剌、泰赤乌、札答阑、合答斤、散只兀等大小十余部的联盟，在犍河（今内蒙古额尔古纳河支流根河）共推札木合为局儿汗（全体之君）。1201～1202年，铁木真和王汗联兵，与札木合联盟先后大战于海剌儿河（今内蒙古海拉尔河）流域和金界壕沿边的阙奕坛等地，获胜，札木合投降王汗。1202年，铁木真消灭了四部塔塔儿，占领了呼伦

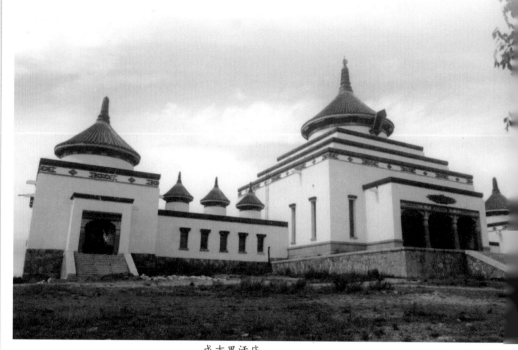

成吉思汗庙

贝尔高原，实力猛增。

王汗见铁木真不断壮大，危及自己在蒙古高原的霸主地位，便在 1203 年对铁木真发起突然袭击，铁木真败退到哈勒哈河以北。不久，铁木真乘王汗不备，奇袭王汗牙帐，克烈部亡。同年，为金朝看守界壕的汪古部也归附铁木真。1204 年，铁木真与乃蛮人决战，消灭了乃蛮太阳汗的"斡联"，成为蒙古高原最大的统治者。

1206 年，铁木真在斡难河（今蒙古鄂嫩河）源召开忽里台大会，树九游白旗，即大汗位，号成吉思汗。古代蒙古国初期，成吉思汗把蒙古牧民划分和固定在 95 个千户中。千户下设百户、十户。千户那颜都是成吉思汗的封臣，各千户内的牧民不能任意离开千户组织，对那颜有人身隶属关系。成吉思汗把一部分千户作为领民分给诸弟诸子，形成左右手诸王。又以木华黎、博尔术为左右万户那颜，即两个最大的军事长官。把原来只有 150 人的怯薛扩充到 1 万人，征调千户那颜、百户长、十户长的子弟充当怯薛，以此控制全国。设札鲁忽赤掌管户籍、词讼等行政、司法事务。成吉思汗的汗廷是由传统的草原贵族"斡联"发展起来的游牧军事统治机器。古代蒙古国建立后，大批原来的部落人口被分编在不同千户中，开始形成共同的蒙古民族，成吉思汗对此起了积极的历史作用。

邻近的吉利吉思、畏兀儿、哈剌鲁等部分别在 1207、1209、1211 年归附成吉思汗。勃兴的蒙古贵族渴望占有大量财富。西夏成为成吉思汗首先的目标。1205 年和 1207 年，成吉思汗攻入西夏，收获颇丰。1209 年又大举出征，引黄河水淹灌西夏都城中兴府（今宁夏银川）。西夏不得已，纳女请和。

成吉思汗即大汗位后，仍向金朝纳贡，曾亲至净州（在今内蒙古四子王旗城卜子村）贡岁币。卫绍王即金帝位，成吉思汗说："我谓中原皇帝是天上人做，此等庸懦亦为之耶！"最后断绝了与金朝的臣属关系。1211 年，率领大军南下攻金。当时金朝社会危机重重，政治腐朽，经济凋敝，财政拮据，阶级矛盾和民族矛盾激化，无力抵御。据守野狐岭的金军号称 40 万，但一触即溃。在浍河堡决战中，成吉思汗实行中央突破，全歼金军主力。1213 年，缙山一战，金军精锐消耗殆尽。成吉思汗南出紫荆关，其大军分三路横扫华北平原。金朝无力抵抗，1214 年向成吉思汗献岐国公主，并给以大批金银珠宝。成吉思汗退出居庸关北上。金宣宗随后从中都（今北京）逃迁南京（今河南开封）。1215 年，成吉思汗的大军占领中都，在辽西消灭金朝守军，攻占北京（在今内蒙古宁城西）。华北、东北的地主武装纷纷投降，倒戈攻金。1217 年，成吉思汗封木华黎为太师国王，专事攻金，自己准备西征。1218 年，派大将哲别灭亡了被乃蛮太阳汗之子屈出律篡夺王位的西辽。于是，花剌子模算端统治下的中亚地区便与成吉思汗控制下的区域直接接壤。

1219 年，成吉思汗率 20 万大军西征，向花剌子模发动了攻击。摩诃末算端统治的花剌子模是暂时的军事行政联合，有不同的部落，矛盾重重，政局不稳。算端同生母贴儿干哈敦，同伊斯兰教教主哈里发，都有尖锐矛盾。各地方军事首领各自行事，尾大不掉。战争开始，摩诃末算端失去抵抗信心，望风远逃，幻想成吉思汗的大军获取战果之后自行退去。花剌子模失去统一指挥，兵力分散，只有各个孤城的防御，没有大兵团的野战反击，使成吉思汗的大军从一开始就居于优势。成吉思汗几路进兵，分割包围了各战略重镇，各个击破，采取措施震慑敌人，解除自己后顾之忧。战场上的主动权全在成吉思汗一方。1219 年，围攻讹答剌城，次年攻克。1220年，成吉思汗攻下不花剌、花剌子模新都城撒马尔罕等城，术赤、窝阔台、察合台率兵攻克花剌子模都城玉龙杰赤，拖雷一军进入呼罗珊地区。哲别、速不台奉成吉思汗之命穷追摩诃末算端，后者逃至里海孤岛病死。哲别、速不台率军继续西进，远抵克里木半岛。1221年，拖雷占领呼罗珊全境。成吉思汗追击新算端札阑丁至印度河，不获而还。1222年，在占领区置达鲁花赤监治。1223年，还撒马尔罕驻冬，次年起程回归。

1226年，成吉思汗出征西夏。次年西夏亡。1227年夏历七月十二日，成吉思汗病逝，临终提出联宋灭金的战略。大皇后孛儿台生子四人：长子术赤，为钦察汗国诸汗之祖；次子察合台，为察合台汗国诸汗之祖；第三子窝阔台，蒙古第二代大汗（元太宗）；第四子拖雷，后人为元朝和伊利汗国皇室。忽兰皇后生一子阔列坚，后裔入元封河间王。

成吉思汗统一蒙古各部，在历史上起了进步作用。攻金灭夏，曲折地反映了当时中国各族交往日益密切的客观趋势，为元朝的建立奠定了基础。成吉思汗军事才能卓越，战略上重视联远攻近，力避树敌过多。用兵注重详探敌情、分割包围、远程奇袭、佯退诱敌、运动中歼敌等战法，史称"深沉有大略，用兵如神"。另一方面，作战具有从古代游牧部落战争带来的残酷的特点。13世纪主要封建国家社会危机深重，为成吉思汗实行大规模军事扩张提供了有利条件。

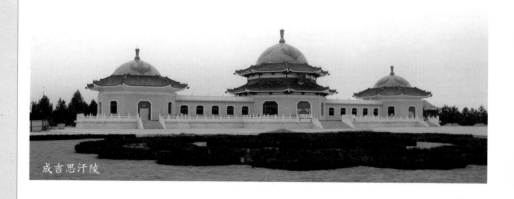

成吉思汗陵

[十六、忽必烈]

大蒙古国第五代大汗，中国元朝的创建者。庙号世祖，蒙古语尊称薛禅皇帝。拖雷正妻唆鲁禾帖尼的第二子。

古代蒙古灭金据有中原后，曾把他们原有的落后制度强加于汉地，造成了政治混乱、生产破坏的恶果。忽必烈热心学习汉文化，先后召僧海云、僧子聪（刘秉忠）、王鹗、元好问、张德辉、张文谦、窦默等，问以儒学治道。蒙古宪宗元年（1251），长兄蒙哥即大汗位，忽必烈受任总理漠南汉地军国庶事，先后任汉人儒士整饬邢州吏治，立经略司于汴梁，整顿河南军政，屯田唐、邓，都有成效。三年，受京兆（今陕西西安）封地，又在这

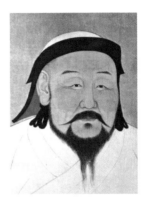

元世祖忽必烈

里任诸儒臣兴立屯田、兴复吏治、恢复农业、建立学校，使关陇地区的吏治有了明显进步。许多汉族才能之士通过交相引荐，聚集在他的藩府里，为元朝的建立提供了社会基础。同年，忽必烈受命与大将兀良合台远征云南，灭大理国。年底，班师北还，留兀良合台继续经略云南诸地。六年，命僧子聪卜地桓州东、滦水北的龙岗，建开平城，修筑宫室。忽必烈采行汉法的活动招致了蒙哥的不满。七年，蒙哥遣使勾考关中、河南财赋，藩府诸臣都受罗织致罪。忽必烈采用姚枢建议，送家口前往和林，以为人质，并亲身入觐，始取得蒙哥谅解。蒙哥停止了勾考，但仍尽罢其所设置的行部、安抚、经略、宣抚、都漕诸司。八年蒙哥兴师攻南宋，忽必烈初以足疾家居休养，后因负责东路的诸王塔察儿进攻襄、郢地区无功受谴，蒙哥授命忽必烈代总东路军。九年九月，忽必烈率师抵淮河，蒙哥在合州前线病逝的消息传来，忽必烈仍挥军南进，自阳逻堡渡长江，围鄂州（今湖北武汉武昌），并派兵接应从云南北上的兀良合台军。这时，得悉留守漠北的幼弟阿里不哥擅自征兵、图谋汗位，忽必烈立即采纳郝经的献计，与宋约和，轻骑北返燕京。

十年三月，忽必烈在部分诸王的推戴下，即汗位于开平，建元中统。在诏书

中提出，"稽列圣之洪规，讲前代之定制"，要采行汉法，建立与中原经济基础相适应的中央集权制封建政权。忽必烈在中央设中书省，以王文统任平章政事，在各地分设十路宣抚司，任汉人儒士为使。同年，阿里不哥也在部分留居漠北的诸王拥戴下，称大汗于和林。忽必烈以汉地丰富的人力、物力为依托，出兵击败阿里不哥。在与阿里不哥鏖战的同时，中统三年（1262）春，益都行省李璮乘机叛乱，被忽必烈迅速镇压。这两件事都对当时的政治带来了重大的影响。阿里不哥的失败意味着草原诸王保守势力受到挫折，使忽必烈能较少被牵制地推行仪文制度改从汉法的基本政治纲领；而李璮的叛乱又引起了忽必烈对汉人的强烈猜忌，于是采取了一系列措施，如废除汉人诸侯的世袭制度，削弱这些家族的军权，在地方上实行军民分治等，一方面以加强中央集权，另一方面可严密防范汉人。此外，又在各级政权中引用色目人分掌事权，使与汉人官僚相互牵制。在这样的政治背景与政治意图下兴建的新王朝，其创制立法，始终着眼于在保持蒙古族贵族统治特权的前提下对旧制作必要的更改，使政权机构能大体上符合对汉地的统治需要，又足以确保蒙古族贵族的既得利益。

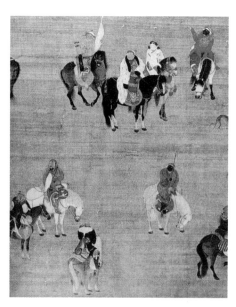

元世祖出猎图

中统五年八月，改元为至元。经过从中统元年到至元初年的增改损益，新王朝的各种制度大体上确立下来。至元八年（1271），建国号为大元。次年，确定以大都为首都。元朝政权在总体上取法于中原前代王朝的体制，与中原的封建经济基础基本上相适应。中央集权政治的重新确立，恢复了正常的统治秩序，对人民的赋役剥削限制在一定的数额之内，较之此前的黑暗混乱是一大进步。忽必烈很重视社会生产的恢复和发展，采取了一些有利于农业和手工业生产的措施，立司农司、垦荒屯田、兴修水利、限制抑良为奴，等等。在他统治期间，社会经济逐步恢复，有些地区有所发展，边疆地区得到开发。这些都具有积极意义。

但是，这个政权也保留了大量的蒙古旧制。如分封采邑制度（投下二五户丝制），遍及于各生产领域的驱奴制，手工业中的官工匠制度，商业中的斡脱制，贵族世袭的选举制度以及民族压迫政策等。这些制度在元朝一代始终保留下来，严重地束缚生产力的发展，使元朝的社会矛盾愈益激化。

在建成新王朝、稳定对北方统治的同时，忽必烈又积极着手征南宋战争。至元十一年，命伯颜统兵大举南征。十三年，下临安，十六年最后消灭了流亡在崖山的南宋残余势力，完成了全国的统一，初步奠定了中国疆域的规模和多民族大家庭的格局，发展了国内各民族的经济文化交流。南北方的统一也为社会经济的进一步发展开拓了前景。

全国统一以后，忽必烈的保守、嗜利和黩武等消极因素都有了增长。采行汉法、改革旧制的进程陷于停顿。这时，早年追随忽必烈、在元王朝的创制中起过重要作用的汉人官僚或逐渐被疏远，或相继谢世。忽必烈倚信近臣阿合马敛刮财利。汉人官僚不满于阿合马所为，斗争一直很激烈。至元十九年，大都发生了王著、高和尚刺杀阿合马事件，反映了社会矛盾的加剧。此后，忽必烈又先后任卢世荣、桑哥专理财政，都以失败而告终。同期，忽必烈接连派遣军队远征日本、安南、占城、缅甸与爪哇，都遭到失败。这些战争给人民带来痛苦。但抗击海都、笃哇等西北诸王的侵扰和平服东北诸王乃颜叛乱，却保护了东北和西北广大边疆的安全，具有一定的积极作用。

按照蒙古人习俗，忽必烈置四斡联，分处四皇后。大斡耳朵属长妻弘吉剌氏察必皇后。十八年，察必去世，继娶其妹南必为皇后。忽必烈素有足疾，晚年体弱多病，相臣常不得入见，往往通过近侍和南必奏事，因此南必皇后颇干预国政。至元三十一年，忽必烈病逝，孙铁穆耳继立。

[十七、张弘范]

元朝名将。字仲畴。涿州定兴（今属河北）人。蒙古军汉将张柔之子。

有谋略，善骑射。20岁起辅助兄张弘略掌管顺天路（治今保定）事。蒙古中统元年（1260），任御用局总管。三年，改任行军总管。从宗王合必赤赴济南参加忽必烈平李璮之战，初显将才。至元元年（1264），任顺天路管民总管，后移驻大名（今河北大名东北）。六年，以益都、淄莱等路行军万户参与襄阳樊城之战，先戍鹿门堡以断宋粮道、援兵，又建策孤立襄、樊，领千余人守要地万山（襄樊西），严申号令，败宋援兵。九年，建策切断襄、樊两城联系，先破樊城，后取襄阳，各个击破，被征南都元帅阿术采纳。进攻樊城时带伤率精兵先登，协同诸将于次年初攻克樊城，因功受赏。十一年，领左部军从右丞相伯颜攻宋，循汉江而下，略郢州（今湖北钟祥）西，克武矶堡。继任前锋，巧渡长江，率步骑兵沿南岸东进，配合水师大败宋军于江州（今江西九江）、丁家洲（今安徽铜陵东北长江中）诸地。十二年春，从伯颜占领建康（今南京）。继随平章阿术进师瓜洲（今江苏扬州南），在扬子桥率13骑渡河破宋军阵营，诸军继后攻击，败宋将姜才部2万，孤立扬州，阻止宋军南援。七月，率水师参加焦山之战，与诸军密切配合，大败宋军，获战船700余艘，以功授亳州万户，赐号拔都（勇士）。后从参政董文炳率水军为左路沿江入海，次年与中路、右路会师临安（今杭州）城外，迫宋廷投降。十四年，升镇国上将军、江东道宣慰使。翌年，任蒙古军、汉军都元帅，率水、陆军2万，自扬州分道南下闽、粤，追击南宋余部。以佯动怠敌、乘虚攻击之法，先后拔三江寨（今浙江绍兴东北）、漳州等地，又遣兵于五坡岭（今广东海丰北）袭击宋军，俘宋右丞相文天祥。十六年春，偕都元帅李恒指挥厓山之战，断宋水道，两面夹击，配以火攻，全歼宋军余部。旋领军北还，次年病卒。

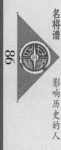

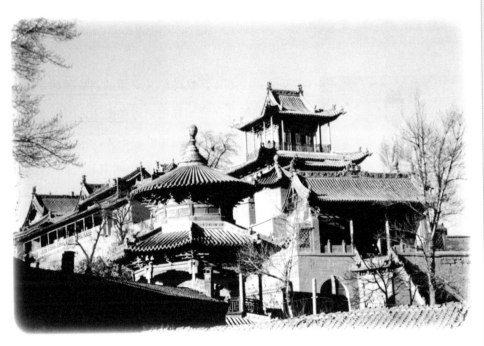

第五章　明清

[一、朱元璋]

明朝开国皇帝。祖籍沛国相县（今江苏沛县），其祖、父为生活所迫，屡经迁徙，定居濠州（今安徽凤阳东北）钟离东乡。朱元璋幼名重八，参加农民起义军后改名元璋，字国瑞。

反元建明　朱元璋少年时曾为地主放牛。17岁时，因父、母、兄皆死于瘟疫而孤，不得已入皇觉寺为僧。不久以行童游食于淮西一带。深受后来元末农民起义领袖彭莹玉所进行的秘密反元宣传的影响。元顺帝至正十一年（1351），震撼全国的红巾军农民起义爆发。次年朱元璋投奔起义军郭子兴部。他以智勇过人，得为子兴心腹，并娶其养女马氏为妻。后继郭子兴成为义军首领，在家乡一带逐步扩充队伍，随后克滁州、援六合、下和州，势力渐增。他以儒士冯国用、冯国胜、李善长等人为谋士，并采纳了他们的以金陵（今江苏南京）为根据地以定天下和建立帝业的建议。

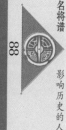

明太祖朱元璋

至正十五年，农民起义军领袖刘福通拥立韩山童之子韩林儿在亳州称帝，号小明王，国号宋。韩林儿任命朱元璋为左副元帅。不久，朱元璋率军断缆渡江，取采石（今安徽马鞍山西南）、下太平（今安徽当涂），并于次年攻占集庆（今江苏南京），改名应天。小明王升其为江南等处行中书省平章。此后，朱元璋以应天为根据地，借东邻张士诚、西邻徐寿辉、北邻小明王等反元势力，唯南面有元军的有利形势，相继攻取常州、江阴、常熟、徽州（今安徽歙县）、扬州等地；并接受徽州儒士朱升"高筑墙，广积粮，缓称王"的建议，在应天屯田，兴修水利，恢复农业生产，增强经济实力，保证了军事供给和需要，安定了后方。至正十九年，小明王升其为仪同三司、江南等处行中书省左丞相。

朱元璋消灭东南的孤立元军后，即开始与元末各割据势力展开较量。至正二十年，朱元璋在江东桥败劲敌陈友谅，西入江西。二十三年他亲解小明王安丰之围，迎其往居滁州，得拜为中书右丞相。同年，与陈友谅决战于鄱阳湖，友谅败死。二十四年，自立为吴王，建置百官，大量招纳儒士组成决策集团。二十六年，朱元璋发布声讨张士诚的檄文，次年破平江（今江苏苏州），俘张士诚。二十六年底，他又遣使迎小明王于滁州，中路沉之于江，农民起义军政权宋亡。于是朱元璋改第二年为吴元年（1367）。此后，他在南征浙东方国珍、福建陈友定的同时，派出大军北伐中原，发布告北方官民的文告。文告提出"恢复中华，立纲陈纪，救济斯民"的纲领，对北方人民反抗元朝统治颇具号召力。

在南征北伐的顺利进军中，朱元璋于吴二年正月在应天称帝，国号大明，建元洪武。七月，徐达率领的北伐军逼近大都，元顺帝妥欢帖睦尔携后妃、太子仓皇出逃上都，宣告了元朝的终结。此后，统一战役仍在继续，同年，汤和率领的南征军灭方国珍、陈友定，福建、两广尽入版图。洪武四年（1371），四川平定。十四年平云南。至二十年，山西、陕西以及东北平定，全国统一。

统治措施　朱元璋削平群雄、统一南北的同时，吸取历史的经验教训，着手稳固新建王朝的统治，制定一系列的政策和制度，使专制主义中央集权进一步强化和发展。

朱元璋在中央废中书省和丞相，政归六部，六部尚书直接听命于皇帝，结束了自秦汉以来存在一千多年的丞相制度，加强了皇权。又改监察机构御史台为都察院，与大理寺、刑部合称"三法司"。职权是"纠劾百司，辨明冤枉"。在地方废行中书省，设立承宣布政使司，又设提刑按察使司、都指

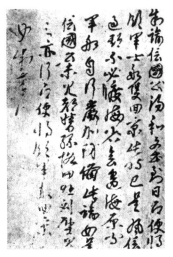

朱元璋手迹

挥使司，合称都、布、按三司，分掌地方民政财政、刑名、军事，各自直属中央，改变了原行中书省长官独揽地方大权的局面。

朱元璋又创立了卫所制，于全国要害地方设立卫所，统于各地都指挥使司，都指挥使司隶属于中央的大都督府。为了削弱将领的军权，他在废丞相制的同时，又于洪武十三年废大都督府，设中、左、右、前、后五军都督府，分别管理京师及各地卫所和都指挥使司。五军都督府和兵部各自掌管军籍和军政，遇有战事，皇帝亲自选官派军，战后官归将印，军回卫所，以防止大将拥兵自重，危及皇权。卫所实行屯田，耕战结合，对明初生产力的恢复起了积极作用。

经元末战乱，明初土地荒芜、人口锐减、经济凋敝，社会生产亟待恢复。朱元璋实行安养生息的经济政策，采取奖励垦荒，实行民屯、军屯、商屯等屯田制度，兴修水利，在全国推广桑、麻、棉等经济作物的种植等一系列有利于恢复和发展农业生产的措施，成功地使明初社会经济较快地得到了恢复和发展。他还下令清丈土地，编制赋役黄册、鱼鳞图册，建立里甲及粮长制，使农民专注在土地上，使封建国家的赋税和徭役制度得到保障。他的限制和打击旧豪族地主、规定工匠轮班制、放松对手工业者的人身控制等政策，对恢复和发展农业和手工业生产也起了促进作用。

为充实官僚机构，朱元璋采取荐举、学校、科举三途并用的办法选取官吏。他重视人才的录用，曾多次命中央及各地官吏推举人才。他鉴于元代官吏贪污腐败以致亡国的教训，决意整顿吏治。惩办贪官污吏，朱元璋的办法之严酷为历史上所罕见。但因其性格猜忌多疑，也任意滥杀了不少无辜。

为使朱家王朝长治久安，强化皇权，解决统治阶级内部矛盾，朱元璋借胡惟庸案、蓝玉案诛戮功臣；为保证封建统治秩序的稳定，他制定了《大明律》和《大诰》，还特别设立锦衣卫特务机构。充分显示出强化的封建专制帝王的权威。

明初，朱元璋还实行分封制，将 24 个儿子和 1 个从孙分封到全国各地，以巩固统治。由于北元回归大漠后保有相当强的军事力量，对明朝北部形成极大威胁，故朱元璋分布在北方边防线上的塞王兵力尤为雄厚，洪武后期，这些塞王已掌握边防军事指挥权，防止了军权旁落。但他的第四子朱棣后来却因此夺得他的继承者建文帝的皇位，这是朱元璋所始料不及的。

朱元璋在位 31 年（1368～1398），制定的一系列政策和制度影响深远，具有一定的进步作用，并奠定了明朝二百多年的统治基础。但他将中央集权君主专制发展到空前程度，以及由此对社会经济产生的阻碍作用，也反映出中国封建社会转入后期的特点。

洪武三十一年（1398）闰五月，明太祖朱元璋卒，年七十一，葬南京孝陵。

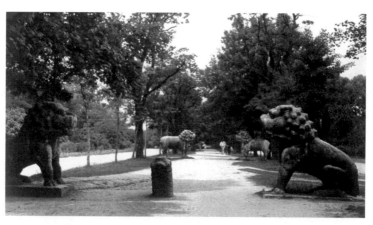

南京紫金山麓的明孝陵是明太祖朱元璋及皇后马氏的陵墓

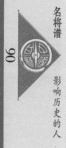

[二、刘基]

明初大臣、文学家。字伯温，浙江青田人。

元至顺间举进士，任高安丞，有廉直声。又任江浙儒学副提举。博通经史，尤精象纬之学，时人比之诸葛亮。

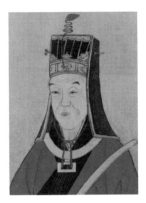

刘基

元至正年间，为江浙元帅府都事，又任行枢密院经历。因忤执政意弃官还乡。至正十九年（1359），朱元璋下处州，闻刘基及宋濂等名，次年礼聘而至。他上书陈时务十八策，参与谋划平定张士诚、陈友谅与北伐中原等军事大计。吴元年（1367）为太史令，进《戊申大统历》。不久，拜御史中丞兼太史令。朱元璋即皇帝位后，他奏请设立军卫法，又请肃正纪纲，并谏止建都于凤阳。洪武三年（1370）授弘文馆学士。十一月大封功臣，授为资善大夫、上护军，封诚意伯，岁禄240石。刘基佐明太祖朱元璋平天下，太祖比之为张良，呼为"老先生"。四年，赐归。遂隐形韬迹，唯饮酒弈棋，口不言功。为左丞相胡惟庸所讦而夺禄。入京谢罪，留京不敢归，以忧愤疾作。八年，遣使护归，居一月而卒。有谓其死实为胡惟庸投药所致。正德八年（1513），加赠太师。

[三、徐达]

明朝开国功臣。字天德。濠州（今安徽凤阳东北）人。回族。卒于京师（今南京）。家世业农。

元至正十三年（1353）加入朱元璋部。十四年，从朱元璋南略定远，夺取滁、和二州。次年随朱元璋渡长江，拔采石，克太平（今安徽当涂）。十六年下集庆（今江苏南京）、镇江，授统军元帅。次年拔常州，进金枢密院事，寻迁奉国上将军、

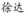

徐达

同知枢密院事，又进中书右丞。二十三年大败陈友谅于鄱阳湖。二十四年正月，朱元璋称吴王，进左相国。率军平湖湘。二十五年冬，又率军取淮东。同年八月，拜为大将军，与常遇春率军二十万讨张士诚。吴元年（1367）九月，克平江（今江苏苏州），执张士诚，吴地平。论平吴功，晋封为信国公，右相国。十月，拜征虏大将军，率步骑二十五万北伐中原。元璋即帝位后，改右丞相，兼太子太傅。洪武元年（1368）八月克复元大都。十一月克太原、大同，山西平。

二年二月引兵西渡，定陕西。三年，总大兵自潼关出西道，出击北元之扩廓帖木儿军，大胜。朱元璋大封功臣，改封为魏国公，食禄五千石，并赐铁券。四年奉命往北平（今北京）练军马，修城池，置屯垦田。五年分兵北征沙漠，十四年，复率汤和等讨乃儿不花。太祖以其功大，特赐以旧邸，即朱元璋为吴王时所居宫室。又命有司于旧邸前治甲第，名其坊曰"大功"，为开国功臣第一。十七年病背疽，十八年二月卒。一说朱元璋在其病中赐蒸鹅，致其背疽发作而死。

［四、李文忠］

明朝开国名将。字思本。盱眙（今属江苏）人。明太祖朱元璋外甥。

元至正十七年（1357），率亲兵增援池州，破长江中游汉政权首领陈友谅部。继引兵东向，连挫元军，于十八年克旌德（今属安徽）、淳安（今浙江淳安西北）等地，升帐前左副都指挥兼领元帅府事。继与广兴翼元帅邓愈会师，克浙西重镇建德。不久，击败元陆军。二十五年春，率军救援新城（今诸暨南），乘雾进攻，俘斩江浙东吴政权首领张士诚军数万。次年秋，克杭州，获张军降兵 3 万，升浙江行省平章。明洪武二年（1369），以偏将军从征虏副将军常遇春克元上都（今内蒙古正蓝旗东北）。回师途中常遇春卒，李文忠率部援大同，屡败北元军。三年，以征虏左副将军率步骑 10 万，与大将军徐达分道北征，至应昌（今达来诺尔湖西岸）获元兵 5 万，升左都督，封曹国公，同知军国事。后又数次北征，屡胜。十二年，与西平侯沐英进兵洮州（今甘肃临潭东），平定起事。还军掌大都督府兼领国子监事。李文忠好学问，通韬略，交儒士，严治军，临阵奋勇，战功卓著。后因劝朱元璋少诛戮而受责。不久病卒。

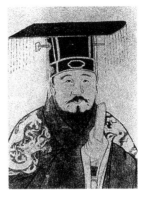

李文忠

［五、俞通海］

元末农民起义军水师名将。字碧泉。祖籍濠州（今安徽凤阳东北）。卒于应天（今南京）。

随父迁徙巢湖（今属安徽）后，与赵普胜等结水寨，建水军以御元军。他为人沉毅，治军严整。至正十五年（1355），率水师万人、战船千艘归附朱元璋。尔后，随朱渡长江、占集庆（今南京），屡破元军，升为秦淮翼元帅。十七年，率水师攻张士诚军，师至太湖马迹山，张援兵突至，众将欲退，他身先搏斗，右目中箭，急令部将披己甲督战，张军遂退。十九年，从徐达率水师攻池州，获战船数百艘，乘胜攻占安庆（今属安徽）。二十三年，参加鄱阳湖之战，多次率战船突入敌阵，纵火焚毁陈友谅

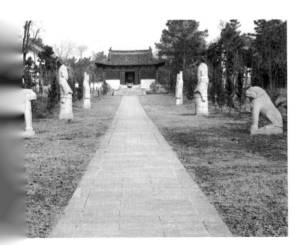

汤和墓位于于安徽蚌埠龙子河以东的曹山南麓，对龙子河，背负曹山

战船数百艘，战功卓著。次年，任中书省平章政事。二十七年春，攻湖州（今属浙江），占太仓（今属江苏）。在围平江（今苏州）时负重伤，死于四月初十。

［六、朱棣］

明朝皇帝。明太祖朱元璋第四子，生于应天（今江苏南京）。

洪武三年（1370）受封燕王。少年时曾居凤阳，对民情颇有所知。十三年就藩北平（今北京）后多次受命参与北方军事活动，两次率师北征，在北方军队中有较大影响。朱元璋晚年，太子朱标、秦王朱樉、晋王朱棡先后死去，朱棣不仅在军事实力上，而且在家族尊序上都成为诸王之首。朱元璋去世后，即位的建文帝朱允炆实行削藩，朱棣遂于建文元年（1399）七月发动靖难之役，四年六月攻入南京，夺取了皇位。次年改元永乐（1403～1424）。

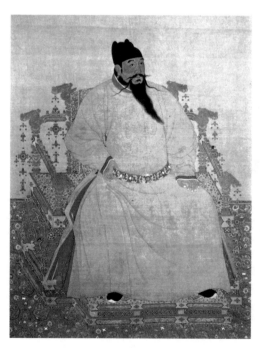

明成祖朱棣

朱棣在位期间进一步强化君主专制，对忠于建文帝的文臣，残酷屠杀，大肆株连。永乐初，为争取诸王支持，曾先后复周、齐、代、岷诸王旧封，但当其皇位较巩固后，又继续实行削藩：周、齐、代、岷诸王再次遭到削夺；迁宁王于南昌；徙谷王于长沙，旋废为庶人；削辽王护卫。他还继续实行朱元璋的徙富民政策，以加强对豪强地主的控制。永乐初开始设置内阁，选资历较浅的官僚入阁参与机务，解决了废罢中书省后行政机构的空缺。朱

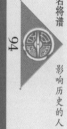

棣重视监察机构的作用，设立分遣御史巡行的制度。他利用宦官出使、专征、监军、分镇、刺臣民隐事，设置镇守内臣和东厂衙门，恢复洪武时废罢的锦衣卫，厂卫合势，发展和强化了专制统治。

朱棣十分重视经营北方，永乐初即改北平为北京，设行在六部，增设北京周围卫所，逐渐建立起北方新的政治军事中心。四年于西北设哈密卫，七年在女真地区设奴儿干都司。八年至二十二年，朱棣5次亲征漠北蒙古各部，巩固了北部边防。与此同时，又于七年开始营建北京天寿山长陵，以示立足北方的决心。五年开工修建北京宫殿，十九年正式迁都北京。为保证北京粮食与各项物资的需要，于九年疏浚会通河，十三年凿清江浦，使运河重新畅通，对南北经济文化交流与发展起了重要作用。与此同时，对于西南地区控制也有所加强，十一年平定思南、思州土司叛乱，设立贵州布政使司。

朱棣继续明初社会经济的恢复与发展，大力发展和完善军事屯田和盐商开中制度，保证军粮和边饷的供给。派夏原吉治水江南，疏浚吴淞。在中原各地鼓励垦种荒闲田土，实行迁民宽乡等方法以促进生产，并注意蠲免赈济等措施，防止农民破产，保证了赋役征派。永乐时岁入达到明代最高峰。在政治稳定、国库充盈的支持下，朱棣调动大量人力物力编修了中国古代类书之冠《永乐大典》。

在对外关系方面，最著名者为永乐三年起郑和率领船队多次出使西洋的壮举，历经30余国，成为明初盛事。同时又派陈诚等出使西域，加强了明朝的影响。永乐时派使臣来朝者多达30余国。中亚的帖木儿帝国也与明朝多次互派使者往来。浡泥王和苏禄东王亲自率使臣来中国，不幸病故，分别葬于南京和德州。四年朱棣派兵征安南，次年安南内属，于其地设交趾布政使司。

永乐时全国范围阶级矛盾相对缓和，但由于国家支出过大，赋役征派繁重，致使有些地区发生了农民流亡与起义，十八年山东发生的唐赛儿起义是其中规模较大的一支。二十二年朱棣死于北征回师途中的榆木川（今内蒙古乌珠穆沁），葬于长陵，庙号太宗，嘉靖时改成祖。

[七、于谦]

明朝大臣、军事家。字廷益。钱塘（今浙江杭州）人。

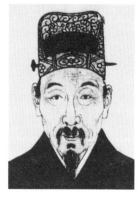

于谦

永乐十九年（1421）进士。宣德初授御史，宣德三年（1428）巡按江西，严惩贪污，平反冤狱，有惠政。五年超迁为兵部右侍郎，巡抚山西、河南。因得内阁学士杨荣、杨溥、杨士奇的支持，锐意兴革，在各州县设平准仓，调节粮价，赈济贫苦，又注意兴修水利，加固黄河堤岸，设亭长专司督修，深得民心。后迁兵部左侍郎。正统六年（1441）三月遭司礼监太监王振诬陷，一度下狱论死，获释后降为大理寺少卿。后以山西、河南吏民千余人诣阙上书，并得周王、晋王的保举，复巡抚山西、河南。十三年被召入京，任兵部左侍郎。次年，瓦剌太师也先率军大举南下，攻掠宣府（今河北宣化）、大同等地，明英宗在王振挟持下亲征，在土木堡（今河北怀来东南）大败被俘，京师大震。时英宗弟郕王朱祁钰监国，于谦力斥徐珵（后更名有贞）等人南迁之议，主张坚守北京，被任为兵部尚书。九月，与吏部尚书王文等拥立朱祁钰为帝（即景帝），调集重兵，加强战备，十月，瓦剌军进至北京城下，于谦率北京军民，在城外击败瓦剌军，迫使也先撤退。以功加少保。景泰元年（1450）也先被迫将英宗释归。于谦以和议难恃，上安边三策，改革军制，首创团营建制，选拔精兵，分营集中团操，军势日盛。

于谦行事章奏，悉合机宜，号令明审，且爱国忘身，自奉俭约，中外威服。景泰八年正月，武清侯石亨、太监曹吉祥与左副都御史徐有贞等乘景泰帝病危，发动夺门之变，迎英宗复位。于谦遭诬陷以谋逆罪被杀，籍没时家无余资。弘治二年（1489）赠特进光禄大夫、柱国、太傅，谥肃愍，万历中改谥忠肃。著有《于忠肃集》13卷，系其被害约20年后汇集而成。

名将谱

影响历史的人

[八、戚继光]

明朝名将，民族英雄，军事家。字元敬，号南塘，晚号孟诸。祖籍河南卫辉，后迁定远（今属安徽），再迁山东登州（今蓬莱）。生于山东济宁鲁桥，卒于山东登州。

出身将门，自幼喜读兵书，勤奋习武，立志效国。17岁袭父职任登州卫指挥佥事。嘉靖二十五年（1546）分管屯田。二十七年起，连续五年率卫所士卒戍守蓟门（今北京昌平西北），春去秋归。二十八年十月，中武举。二十九年，赴京师（今北京）会试，时蒙古右翼土默特部首领俺答汗率军威逼都城，上陈守御方略，临时任总旗牌，督防京城九门。三十二年，实授都指挥佥事，领山东登州、文登、即墨3营24卫所兵马，操练水军，整顿军备，抗击入侵山东沿海的倭寇。他赋诗言志："封侯非我意，但愿海波平。"（《止止堂集》）

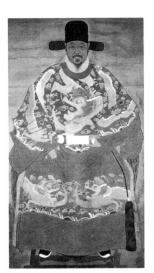

戚继光

三十四年七月，调任浙江都指挥使司佥事，司理屯田。次年，以足智干练升都司参将，镇守宁波、绍兴、台州三府。在龙山（今属宁波）、缙云、桐岭与倭寇三战三捷。乘胜追击逃倭遇伏，沉着应战，果断指挥，迫倭寇遁逃入海。实战中，察知明军作战能力较低，难以抗倭，多次上书请求训练新军。三十七年，在岑港（今属舟山）督军攻倭巢久攻不下，免职。次年三月，在浙江按察使司副使谭纶节制下，领兵救援台州。五月，歼灭入侵桃渚（今临海东）倭寇。九月，往义乌招募农民、矿工4000名（一说3000名），按年龄和身材配发兵器，编组训练。三十九年，针对明军兵器装备种类繁多、沿海地形多沮泽、倭寇小股分散的特点，创立攻防兼宜的"鸳鸯阵"，以12人为一队，长短兵器迭用，刺卫兼顾，因敌因地变换阵形，因此这支军队能屡败倭寇。利用作战训练间隙，撰成《纪效新书》，阐述选兵、编伍、操练、出征等理论和方法，并以此训练戚家军，使戚家军闻名于世。改任台州、金华、严州（今建德东）三府参将，整顿卫所武备，督造战船，严守海防。四十年，倭寇万余、船数百艘蜂拥浙东象山、宁海、桃渚诸地，戚继光确立"大创尽歼"的灭倭战策，集中水陆军先至宁海，而后依次剿除，九战皆捷，擒斩倭寇1400余，焚死、溺死倭寇4000余，史称"台州大捷"，浙江倭患基本解除。升都指挥使。又募义乌兵3000，参加镇压进入江西的闽粤起义流民。

四十一年，福建倭患日趋严重，戚继光奉命率精兵6000入闽抗倭。至宁德，乘退潮率将士携稻草盖淤泥，涉海进攻横屿岛（今宁德东）倭巢，斩倭2600余。转兵福清，深夜攻占牛田（今福清东南），被倭寇称为"戚虎"。乘胜进至兴化府城莆田，假旗息鼓，出敌不意，夺占林墩（莆田南），先后捣毁福建三大倭巢。班师浙江，升都督金事，任副总兵，守卫闽、浙海防。四十二年，新倭日增，围兴化，据平海卫（莆田东南）为巢。戚继光第三次赴义乌募兵万人，奉命率中路军与右路福建总兵俞大猷和左路广东总兵刘显协力作战，攻克平海卫，斩倭2200余人，缴获器械3900余件，救出被掠男女3000余人。不久，升福建总兵，镇守福建及浙江温州、金华两府，督理水陆军务。同年冬，倭寇万余围仙游（今属福建），戚继光领兵仅6000人，遂行缓兵计，等待援兵，各个击破，解仙游之围。次年，乘胜追至同安县（今厦门同安区）王仓坪、漳浦县蔡坡岭，歼逃倭数千。四十四年，率水陆军至梅岭（在今诏安境），围剿勾结倭寇的海盗首领吴平，迫其逃至南澳岛（今闽粤交界海域）。旋与广东总兵俞大猷合攻南澳岛，俘斩吴平部1200余人，焚死、溺死逾5000人，毁船近百只，吴平遁逃（一说投海死）。奉命兼管广东潮州、惠州及驻江西的伸威营军务，担负保卫自浙江温州至广东惠州数千里的海防重任。与谭纶、俞大猷等抗倭名将浴血奋战十余年，基本荡平东南沿海倭患。

隆庆元年（1567）十二月，戚继光奉调京师训练士马。次年，以都督同知任神机营副将。建策用3年时间训练10万车步骑精锐边军，用战车拒敌、步兵应敌、骑兵逐敌之法，加强北边防卫。受命总理蓟州镇（治三屯营，今河北迁西县西北）、昌平镇、真保镇练兵事务，节制三镇总兵以下将士。后改任蓟州镇总兵。考察边关形势和敌我军情，将辖区一千多里防线分为12路，设东西协守，命诸将分统诸路。同年冬，率兵至青山口（今河北迁西东北），击败蒙古朵颜部首领董狐狸、长昂。三年，升右都督兼督蓟州、永平、山海关军务。次年，请设武学。于帅府止止堂向所部将校讲授韬略、将艺和治军练兵之道。五年前后，写成《练兵实纪》，主张练兵之要在先练将，强调将官必须进行德、才、识、艺修养。又倡办武庠（军校），从实践中锻炼、造就精通韬略的良将。六年，建辎重营3座，又创战车营6座，造战车1109辆，分置密云、建昌（今迁安东北）、遵化等地。同年冬，集车步骑军约10万人于长城边进行实兵对抗演习7天，又校阅多日，为古代练兵史上之壮举。隆庆三年至五年，率边军加固改造防区边墙，建骑墙空心敌台1489座，边备整饬一新。多次率兵出塞击败扰边的董狐狸，迫其叩关请罪。以守边功，进左都督。万历七年，率兵出山海关，援助辽东总兵李成梁大败蒙古插汉部首领图们札萨克图汗，录功加太子少保。次年，创制自犯钢轮火，埋于边墙空心敌台下接近地，以杀伤敌军人马。在蓟州镇16年，加强边备，蓟门安然。十一年，受排挤，调镇广东。十三年，遭诬陷罢归登州。十五年十二月初八病卒，终年60岁。有《止止堂集》留世。

戚继光戎马一生，抗倭战功卓著。注重练兵，尤善育将，严明军纪，赏罚分明。抗倭作战中，创立攻守兼备的鸳鸯阵，灵活巧妙地打击倭寇。镇守蓟州，修城筑堡，分路设防，有力地抵御进犯的蒙古骑兵。所撰《纪效新书》《练兵实纪》为明代著名兵书，受到兵家重视。

[九、熊廷弼]

明末大臣。字飞百，亦作非白，号芝冈。湖广江夏（今湖北武汉武昌）人。

万历二十五年（1597）举乡试第一，次年中进士，授保定推官，尽释被税监

熊廷弼

王虎冤系狱者多人，并上撤矿疏，以能擢为监察御史。三十六年巡按辽东。面对后金势力兴起，实行军屯，缮垣建堡，按劾将吏，军纪大振。但因所持陈修边筑堡、以守为战的存辽大计，与巡抚杨镐之议不和，不得施行。不久督学于南直隶，以严明声闻。四十七年，明军与后金军于萨尔浒交战，经略杨镐指挥的号称47万的明军惨败，从此明朝失去在辽东的优势，由进攻转为防御。经廷议，擢廷弼为兵部右侍郎兼右佥都御史，代杨镐为辽东经略。

其时开原、铁岭相继失陷，沈阳军民纷纷逃奔。廷弼到任后，立斩逃将，督造军器，修缮城堡，调兵遣将扼守各冲要地点，互为应援，守备大固。他还亲巡沈阳、抚顺，相度形势，召置流移，安定民心。采取以守为主，反对浪战的策略，使后金军不敢轻进。熹宗初立，以不进兵为言官所劾，上书自明，求罢，朝廷以袁应泰代。天启元年（1621）后金破沈阳，袁应泰死；不久辽阳又陷，震动京师。廷弼被召入朝，首建三方布置策：在广宁（今辽宁北镇）厚集步骑以牵制后金主力；在天津与登、莱（今山东蓬莱、莱州）各设巡抚，置舟师，乘机入辽南；在山海关设经略，节制三方。遂进兵部尚书兼右副都御史，驻山海关，复经略辽东军务。朝廷同时擢王化贞为巡抚。二人一主战，一主守，意见不合。王化贞拥重兵守广宁，而廷弼则徒拥经略虚名，仅有数千军士。化贞握重兵，不听节制，以降敌明将作为内应，发动进攻，弄巧成拙，兵败后弃广宁退走。廷弼的方略难以实现，见大势已去，随之撤至关内，被下狱论死。魏忠贤指使阉党袒护王化贞，诿罪于廷弼，廷弼被杀，传首九边。崇祯时获昭雪，谥襄愍。有《熊襄愍公集》《辽中书牍》等。

[十、袁崇焕]

明末军事统帅。字元素。广西藤县人。

万历四十七年（1619）进士。授福建邵武知县。时明军在辽东与后金对峙，日趋被动。崇焕虽身为知县，却以天下为己任，以边才自许。天启二年（1622），入京朝觐，因御史侯恂之请，被破格擢为兵部职方司主事。不久，清太祖努尔哈赤夺占广宁，大臣廷议守山海关，以防御京师。危急之际，崇焕单骑巡阅山海关内外，还朝备陈关上形势和方略，请兵御守山海关。廷臣称其才，升为佥事，监督关外军。他力主坐镇宁远（今辽宁兴城），守关外以捍关内，深为大学士、蓟辽督师孙承宗之倚重。修筑关外重镇宁远城，进兵备副使，再进右参政。后高第继孙承宗任蓟辽督师，崇焕拒绝执行高第撤守关内的命令，刺血为书，激励将士，誓死守卫宁远孤城。大败后金十万围攻大军，炮伤努尔哈赤，赢得明朝对后金作战的第一次胜利（史称"宁远大捷"），一扫明军望敌而溃的暮气，收复辽西大片土地。朝廷擢其为右佥都御史、辽东巡抚。时魏忠贤遣其党羽刘应坤、纪用等出镇辽东，他抗疏进谏，不纳。七年，后金兵渡鸭绿江南下，他采取积极战略，遣将修缮锦州、中左、大凌三城，破后金主力，取得宁锦大捷。战后终因不附魏忠贤，被其党劾去职。熹宗崩，崇祯即位，魏忠贤被诛。朝臣纷请召袁崇焕还朝。崇祯元年（1628）命为兵部尚书兼右副都御史，督师蓟、辽，兼督登、莱、天津军务。七月入都，帝召见平台。他慷慨陈词，计划以五年时间恢复辽东，并疏陈方略，依靠辽

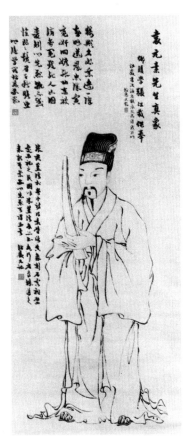

袁崇焕

东人民保卫辽东土地，筑城屯田，**坚壁清野**，待机而进攻，对当时辽东军事形势作了全面的估计和筹划。到任后，即加强防守，收复失地，安抚流亡。杀皮岛（今朝鲜椵岛）守将毛文龙，整顿军制，以严明纪律。翌年，清太宗皇太极避开其防守地区，率军十万取道喜峰口入关。崇焕闻讯自辽东千里驰援，十一月抵达蓟州

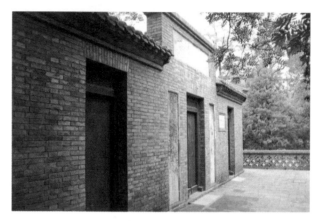

袁督师庙原址

（今天津蓟县），在后金攻占遵化、直抵北京城下的紧急关头，率军入卫京师，与后金兵鏖战于广渠门外，取得京师之捷。皇太极屡受重挫之后，乃设反间计，朝士诬其引敌胁和，将为城下之盟。崇祯性情多疑，听信谤言，崇焕竟被下狱，三年八月被冤杀。有《袁督师遗集》。

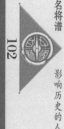
[十一、李自成]

明末农民起义领导者李自成原名鸿基，陕西米脂人，家世业农，父守忠因里役破产。

自成以家贫，为人牧羊，略识文字，及长为银川驿卒。明天启、崇祯年间，陕北连年旱荒，农民纷起暴动。崇祯三年（1630），自成投活动于西川的义军不沾泥张存孟部。后因张存孟败降，自为一军。

起义的发展和胜利　不久，自成投闯王高迎祥，为八队闯将，转战陕、晋、畿南、豫楚等地。七年，高迎

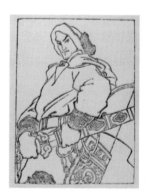

李自成

祥农民军被围困于汉中附近峡谷中，自成重贿明总督陈奇瑜，伪称解甲归农，得脱围困。既出栈道，连破麟游、永寿等七县，势力愈强。九年七月，迎祥在陕西盩厔（今周至）战败，被俘牺牲，自成承袭闯王名号，转战于陕南及四川东北部地区。十一年，起义军败于梓潼，被迫出川北上。自剑州（今四川剑阁）入甘肃，又走避宁羌（今陕西宁强）。六月至汉中。是时农民军首领大多败降，唯李自成农民军仍坚持战斗。是年冬，明三边总督洪承畴、陕西巡抚孙传庭设伏于潼关原，起义军损失过重，潜伏陕南山区。十二年，避走巴东。十三年二月，自成军又在奉节鱼腹山失利，为避实就虚，乃走大宁（今重庆巫溪）、竹山，返陕南，再次潜伏商雒山（今陕西商洛东南）中。

同年，河南省发生严重灾荒，农民纷起暴动。十一月中旬，起义军经陕南商州突出武关，转战河南，农民争附，连下豫西南各州县。不久，文士牛金星、宋献策、李岩等先后投奔起义军。十四年初下洛阳，杀明福王朱常洵，开仓济贫，声势迅速扩大。此后，三次围攻开封，连获项城、襄城、朱仙镇、郏县、汝宁五次战役的胜利，执杀明兵部尚书陕西总督傅宗龙、汪乔年及陕督杨文岳等，大败陕督孙传庭。明军主力被消灭，起义军控制河南全省，部众近百万，其他农民军首领如罗汝才、袁时中等多归附自成，李自成起义军成为明末农民起义军的主力。

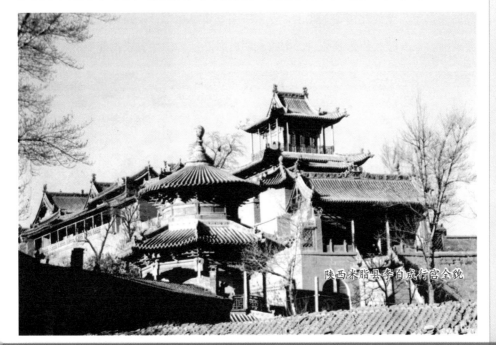

陕西米脂县李自成行宫全貌

自占领洛阳始，李自成逐渐放弃流动作战，每得一城，分兵据守。十六年正月克承天（今湖北钟祥），打出"剿兵安民"旗号，散发"三年不征"传单。寻移檄黄州，揭露朱明暴政，宣传自己兴仁义之师、拯民于水火的作战宗旨。两年多席卷河南五府数十州县，及湖广荆、襄诸府。十六年二月，改襄阳（今湖北襄樊）为襄京，成立新顺政权，自成自号奉天倡义文武大元帅，罗汝才为代天抚民威德大将军。辖区西起潼关，东至归德（今河南商丘）、汝宁（今河南汝南），北滨黄河，南至松滋、枝江、澧州（今湖南澧县），派遣地方官吏者凡70多州县。

　　起义军雄踞荆襄，遂图谋取京师。李自成采纳谋士顾君恩之策，先取陕西，作为根据地。十六年九月，起义军于河南郏县大败孙传庭，杀伤明军4万多人，获器仗辎重数十万计，传庭奔潼关。此后起义军分两路进兵陕西，一路经淅川下商州（今陕西商洛）入陕南；自成则亲率大军趋潼关。十月，陷潼关，明军溃败，传庭战死。十七年正月，起义军攻克西安，乘胜取宁夏、兰州、西宁、永昌、庄浪等地。起义军占领西安后，即正式定国号为大顺，改元永昌，以崇祯十七年为永昌元年。并改西安为长安。李自成改名李自晟，称王。同年二月，起义军分两路进攻北京，一路由先已进入山西的大将刘芳亮等率领，从平阳（今山西临汾）经阳城，越太行山出豫北，先下卫辉（今属河南）、彰德（今河南安阳）等地，然后经真定（今河北正定）北上，以牵制明朝南路援军；一路由自成亲自率领，渡黄河，下太原，传檄各州县，揭露朱明种种罪状。山西农民群起响应，各府州

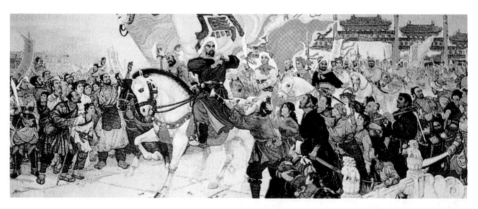

李自成进北京（绘画）

县望风而下，自成遂率军北上，经大同、宣府（今河北宣化）南下，三月十八日围困京师。次日攻入北京。明思宗朱由检自缢于煤山（今景山）。明朝灭亡。

政权建设　起义军在襄阳建立新顺政权之时即曾设官置司，中央置上相、左辅、右弼、六政府（相当于六部）侍郎、郎中等官，地方设防御使、府尹、州牧、县令。在西安建立大顺政权后，又增置六政府尚书，设弘文馆、文谕院、谏议等官，并封爵五等，大封功臣。

占领北京后，大顺中央政治机构在襄阳、西安两次建置的基础上加以补充，委派官吏，改内阁为天祐殿，牛金星继任首辅。六政府尚书分别为：吏政府尚书宋企郊，户政府尚书杨玉休，礼政府尚书巩焴，兵政府尚书喻上猷（一作侯恂），刑政府尚书安兴民（一作耿然明），工政府尚书侯恂（一作黎志陞）。尚书下设侍郎、郎中、从事、员外等职，充实和完备了各部朝官。又改翰

大顺政权“工政府屯田清吏司契”

林院为弘文馆，六科给事中为六政府谏议，十三道御史为直指史，太仆寺为验马寺，尚书宝寺为尚玺寺，通政使为知政使。其余光禄、大理、太常、鸿胪、国子监等仍沿袭前明旧名。所委官员少数由举监生员充任，其余绝大部分为前明降官。地方文武官吏，改巡抚为节度使，布政司为通会，兵备为防御使，知府为府尹，知州为州牧，知县为县令。并开科取士，选拔新人出任各级官吏。武职亦改前明武官之称，改五军都督府为五军部，仍设左右都督。又改总兵为正总权，副将为副总权，守备为守旅，把总为守旗。但职名并未统一，有的仍沿用总兵、副将等称。其专事征伐的有，权将军，一品；副权将军，二品；制将军，三品；果毅将军，四品；威武将军，五品；都尉，六品；掌旗，七品；部总，八品；哨总，九品。权将军有田见秀、刘宗敏；制将军有李过、李岩、贺锦、刘芳亮、袁宗第、刘希尧等，其余授果毅将军、威武将军等衔者凡 50 余人。

李自成在北京建制的同时，继续分兵略地，委派地方官吏，建立基层政权。

北直、山东、河南、苏北、皖北各地州牧县令纷纷上任。降将马科则率军进攻四川，川北州县也多降附置官。这时大顺版图，东自山东，西至甘宁，北沿长城，南达江淮，掩有北直、山东、山西、陕西、河南五省，西北甘肃、青海、宁夏的一部分，川北保宁地区若干州县，及今江苏、安徽淮河流域地区，长江流域则有湖广的荆州、襄阳、承天、德安四府等地。

政治经济纲领政策　起义军起义过程中，针对明朝地权集中与赋税繁重的情况，提出"均田免粮"口号。攻占西安后，又以"贵贱均田"及"五年不征"相号召。在河南等地到处传播"不当差、不纳粮"的歌谣。后因"均田免粮"纲领属于平均主义的空想，并未真正实行，只是个别地方官曾经实行过改变地权的措施。如山东诸城县令到任之后，即以劫富济贫之

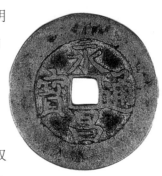

永昌通宝

说，令产不论远近，许业主认耕；在某些地区大顺地方官府还默许农民进行自发的夺地斗争。起义军亦实行籍没富室政策，以解决军饷，兼济贫穷。李自成初下洛阳，没收福王藩府及宦家巨室存积的粮食和大量金钱，以其中一部分赈济贫民。以后每攻占一个城镇，常采取类似措施。占领西安后，继续以"劫富济贫"相号召。起义军还针对地方为考中的举人进士树建牌坊，下"毁坊之令"。起义军还实行平买平卖、保护工商政策。这种政策自崇祯十四年占领河南起，始终执行。起义军进北京后，令市民照常营业，不少地区工商业照常进行。山东畿辅运河航行的商船不绝。

起义的失败　起义军占领北京后，北方的明军只余驻防山海关外的明总兵吴三桂。李自成虽认识到吴三桂拥有重兵，事关边防，但失于轻敌，仅派降将、权将军唐通和降官、兵政府侍郎左懋第携金银锦缎前往招抚。吴三桂先接受招抚，后闻自成在北京向明官追饷，并闻家属被拘，遂归山海关起兵反叛，并向清军求援。李自成大怒，率刘宗敏、李过东征，四月二十一日至山海关。为防三桂东退，自成出奇兵二万绕至三桂军后，自己则率大军从西面合围夹击。在吴三桂军动摇

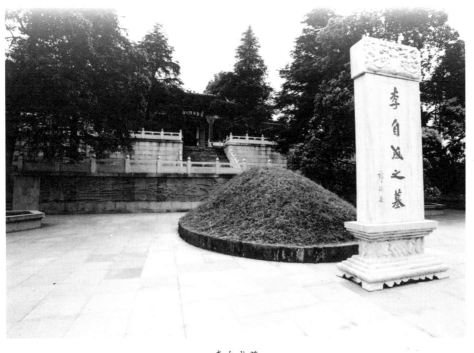

李自成墓

之际，清多尔衮发兵夹击。因众寡悬殊，两面受敌，农民军势渐不支，败退北京。农民军的战败引起北京人心惶恐。明降官纷纷南逃，各地官绅地主也纷起反噬。尤其严重的是，起义军的很多将官经不起都市豪华生活的诱惑，骛声色，贪财货，分据前明人官住宅，日趋骄奢淫逸，士卒也各身怀重货，无有斗志。斗争严峻，军心涣散，纪律松弛，形势十分不利。永昌元年（1644）四月二十九日，自成仓促即帝位，次日即离北京南下，经晋入陕，试图仍以陕西为基地再起。入陕后，李自成令李过、高一功据守陕北，自己据守西安。在清军进逼下，李过、高一功退至陕南，又沿秦楚边界，经川东至荆门、当阳南下。自成也于次年正月退出西安，自蓝田、商州经武关退守河南，又经襄阳、承天、德安（今湖北安陆）退至武昌。五月转战至湖北东南各州县。九月至九宫山（一云通山、一云通城），为地主乡团所围困。李自成牺牲（一说兵败后禅隐湖南石门夹山），余部由刘宗敏、李过率领南下，联明御清。

[十二、张献忠]

明末农民起义领导者张献忠字秉吾，号敬轩，延安卫柳树涧（今陕西定边东）人。

家贫，曾在延安府（今属陕西）充捕快手，继投边营。崇祯三年（1630）十月，农民军首领王嘉胤据府谷，破河曲。献忠率米脂十八寨农民应之，自号八大王，人称"黄虎"，率所部转战于陕、豫、皖北。九年秋，自均州（今湖北丹江口）与马守应等攻襄阳（今湖北襄樊），又联合罗汝才、刘国能等人东下，与久据皖中英山、霍山的贺一龙、贺锦合营，转战至淮阳。十年春，转战太湖、蕲州（今湖北蕲春西南）、黄州（今湖北黄冈）、安庆等地，破和州（今安徽和县）、含山、定远，众至20万。同年秋，明军集中兵力，加强部署，进行反扑。起义军连遭失利，先走麻城，后西退至谷城。为保存实力，于十一年五月伪降于明总理六省军务兼兵部尚书熊文灿。

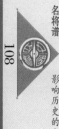

十二年五月再起，夺取库藏，释放狱囚，诛杀地方官吏，谷城、房县所驻明军多投降义军。七月于房县西之罗山败明军左良玉部，斩获甚巨。熊文灿因此弃市，左良玉降秩三级。献忠军威名大震。十月，明兵部尚书杨嗣昌督师至襄阳，部领各路兵凡十万，以"四正六隅"之策进剿起义军。十三年春，玛瑙山等役义军连败，退于兴归山区。针对杨嗣昌"围剿"战略，采取"以走致敌"之计，自十三年七月至十四年一月，北起广元，南至泸州、南溪，西起成都，东至巫山、夔门（今重庆奉节），义军足迹几遍全蜀。十四年二月，献忠率军出川入楚，攻占襄阳，杀明襄王朱翊铭，发库藏银赈济饥民。杨嗣昌畏罪自缢。张献忠起义军开始进入极盛时期，转战河南、湖北及皖中北部各州县。十六年，又在蕲黄一带号召农民参军，队伍迅速扩大，五月取武昌，执明楚王朱华奎以王府所存银钱散济贫民。改武昌为天授府，以为京都，称大西王。建制置官，开科取士，蕲、黄一带二十一州县悉附。八月，弃武昌西进，复南下蒲圻、嘉鱼，克长沙。又攻占常德、宝庆（今湖南邵阳）等府。分兵进攻江西。十月，连破永新、吉安、萍乡、袁州（今

江西宜春）、安福、万载等城。十一月克建昌（今江西南城），继下抚州、南丰。

农民军占领长沙后，于所克州县设置官吏，传檄远近，令所属州县民众照常营业，宣布钱粮三年免征。同时严肃军纪，严禁杀掠。农民军还在常德刑杀横暴官绅等，并将杨嗣昌家霸占的土地还给农民。故湖南、江西农民群起响应。

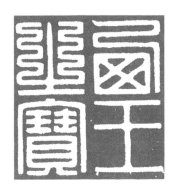
"西王之宝"印文

十六年岁末，张献忠率军入四川。十七年六月克重庆，执杀明四川巡抚陈士奇。八月克成都后，分兵略地，先后下四川州县五六十。十月，以成都为西京，建立政权，国号大西，改元大顺，以次年为大顺元年，并设置内阁和六部，对前明投顺官吏加以任用。建置各院监寺科道，委派官吏。地方政权分府、州、县，分设知府、知州、知县等官。同时统一军制，共编 120 营，营设总兵。最高武

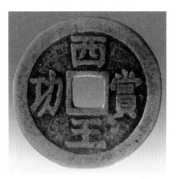
张献忠铸"西王赏功"铜币

官为将军，有孙可望、李定国、刘文秀、艾能奇等。次有都督多人。为收罗人才，还开科取士，所取进士举人分别选授中央及地方官吏。聘请意大利传教士利类思、葡萄牙传教士安文思为"天学国师"，学习西方各国政事、天文、数学等方面的知识。

张献忠在四川严厉镇压横行地方的官绅和地主，但措施过激，波及面过宽。起义军内部则严格约束士卒，不许淫掠。对违纪者有由"捆打"至"枭示"的处罚，但往往禁而不止。还释放狱囚，散府库金银赈济贫穷。在起义军占领时期，过去曾受官绅地主压迫的奴仆或纷起暴动响应献忠，或向起义军地方官府告发故主罪状。义军尤注意团结少数民族，派人到各地招抚各少数民族，免其三年租赋。除个别部族外，四川少数民族多行归附。为保持过去内地和少数民族地区的传统茶马贸易，献忠还任命雅州（今四川雅安）知州王国臣为茶马御史，以司其事。

献忠占据四川时期，李自成领导的起义军已在清军进攻下逐渐败亡。清军占领黄河流域各省后，分兵南下。清顺治二年（1645），派人入川向献忠招降，献忠严加拒绝，并召集诸将计议征伐。三年八月，清兵逾剑阁（即剑门关）入阆中。献忠率军迎击，至西充的凤凰山，清兵猝至，因疏于防备，未及战斗，献忠已被清兵射死，起义军大败。余部由孙可望、李定国等率领，南下云贵，联合南明永明王共同抗清。

[十三、郑成功]

明清之际抗清名将，民族英雄。福建泉州府南安县（今福建南安东）石井乡人。本名森，字名俨，号大木。

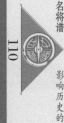

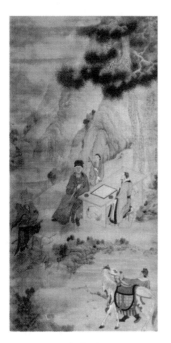

郑成功

父郑芝龙到日本经商，娶田川氏（一作翁氏）为妻。郑成功于明天启四年（1624），生于日本平户（今长崎县松浦郡），七岁时返国。崇祯十七年（1644），在南京国子监读书。南明弘光覆亡前夕回到福建。隆武帝见其少年英俊，便赐姓朱，封忠孝伯，人称"国姓爷"。

顺治三年（1646），郑芝龙降清，坚劝不从，郑成功乃走南澳（今属广东）起兵抗清，屡次拒绝清朝及郑芝龙手书招降，声言与郑芝龙断绝关系。五年四月率军攻克同安县。七年，计杀盘踞厦门的郑联，遂以厦门为抗清基地。十一年二月，清廷遣使携"海澄公"印招抚郑成功；八月，又遣使者及其弟郑渡、郑荫前来劝降；郑成功均坚决拒绝。十四年，南明永历帝册封郑成功为延平郡王、招讨大将军。

十五年七月，率兵十余万，大小战船数百艘，联合原鲁王部将张煌言北伐。因风受阻。翌年五月，再率兵由舟山出发，连克瓜洲、镇江，进逼南京。张煌言和杨朝栋率领的水师前锋，还上溯芜湖。在南京城外因轻敌受清军突袭大败，骁将甘辉等死难。乃退出长江，回到厦门。十七年，清廷派达素为大将军，调集三省兵力，进攻厦门。郑成功奋起反击，守住厦门。此时，清朝在全国已逐渐形成统一局面，可集中更多兵力围剿郑成功。面对这种局势，郑成功决定收复台湾，以作为长期的抗清基地。

台湾于1624年（明天启四年）和1626年先后遭到荷兰殖民者与西班牙殖民者入侵。1642年，荷兰打败西班牙，占领全岛，实行殖民统治。郑成功于顺治十八年（1661）三月，率领2.5万名官兵，大小战船数百艘，从福建金门料罗湾出发，经澎湖，到达台湾西南沿海。在赤嵌（今台湾台南）附近的禾寮港登陆。围攻赤嵌城，

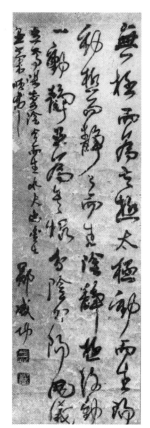

郑成功手迹

用断水办法逼迫荷军守军出降。郑成功进而炮轰荷兰殖民者首府台湾城（今台南西安平镇）。荷兰殖民总督揆一利用城高炮烈顽抗，攻城未下。郑成功遂一面指挥军队围困台湾城，一面在已收复地区加强政治、经济建设。九月，复击退荷兰援军。十二月初，用火炮轰击台湾城东的据点乌得勒支堡，占领据点后，逼攻台湾城。十三日，揆一献城投降，荷兰殖民者终于签订有18条款的投降书，不久即率残部离开台湾。郑成功收复了被荷兰殖民者盘踞近40年的台湾岛。

郑成功按大陆体制，改赤嵌地方为东都，设立承天府和天兴县、万年县，分管南北路，改台湾城为安平镇，后又在澎湖设立安抚司。在经济上实施屯垦，鼓励"寓兵于农"。注意发展对外贸易和民间贸易，并奖励大陆东南沿海人民迁台定居，以参加农业生产，推广先进农耕技术。由于军队和移民的开垦活动，不久台湾西

部出现了新建的村镇，文化教育也有了发展。郑成功顺治十九年病故于台湾。

[十四、努尔哈赤]

大金（后金）的创建者，清朝奠基人。爱新觉罗氏。满族。庙号太祖。初谥武皇帝。后谥高皇帝。

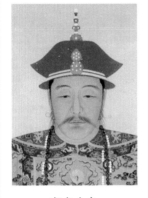

努尔哈赤

他早年丧母，自立为生。后因生活所迫，离家从戎，投到明辽东总兵李成梁部下，屡立战功。他还勤奋好学，粗通汉文，颇受汉文化影响。

努尔哈赤的先祖许多人受明朝册封，担任指挥使、都督金事、都督等官职。他的祖父觉昌安为建州左卫都指挥，父亲塔克世为建州左卫指挥。万历十一年（1583），建州左卫苏克素护部图伦城主尼堪外兰引导明军镇压阿台，觉昌安、塔克世也随军同往。在攻打古埒城时，明军在尼堪外兰的唆使下，误杀了觉昌安和塔克世。明廷为了报偿其祖、父的冤死，命努尔哈赤回建州袭父职，任建州左卫指挥。他离开李成梁部回到建州后，正值久经分裂割据、战乱不息的女真社会出现了要求统一的历史趋势。于是他打起为祖、父报仇的旗号，以"遗甲十三副"起兵，开始了统一女真各部的事业。初势力弱小，但是经多次征战，很快成为女真诸部中最强大的力量。对内在政治上，"定国政，禁悖乱，缉盗贼，法制以立"；在经济上，加强"互市交易，以通商贾，因此满洲民殷国富"；在军事上，建立一支"出则备战，入则务农"的部队。对外则推行"远交近攻之术"：一方面拉拢蒙古，团结朝鲜，与明朝仍然保持臣属关系，以取得明廷的信任；另一方面对邻近的女真各部，采取恩威并行，顺者以德服，逆者以兵临的武力统一办法。这些措施推动和加速了女真各部统一的进程。万历十一年，努尔哈赤打败了仇敌尼堪外兰，攻占图伦城，首先控制了整个苏克素护部。然后用了三十多年的时间，东伐西讨，南征北战，统一了建州女真和海西女真的全部等，从而结束了自元明以来女真社会长期分裂和动乱不安的局面。这对女真社会的发展，促进东北地区各族之间的经济文化交流，加快满族共同体的形成起了积极作用。

随着女真各部走向统一，人口增多，地域扩大，努尔哈赤根据需要，在政治、经济、军事与文化等方面，采取许多改革措施。万历二十七年，他命额尔德尼和噶盖两人，以蒙古文字母与女真语音创制满文，称为老满文，作为本民族文字开始应用推广。四十三年，又在原有女真狩猎的"牛录"组织的基础上，建立八旗制度。把全体人民分隶各旗牛录统辖之下，成为兵民合一的社会组织形式。接着又置理政听讼大臣五人，扎尔固齐十人，与八旗旗主共同佐理政务。规定五日一朝，凡事先由扎尔固齐审理，然后经理政听讼大臣审议，再交众贝勒议定，由努尔哈赤最后裁决。从而加强了社会组织和行政管理。

万历四十四年（1616），努尔哈赤在赫图阿拉称汗，建立"大金"（史称后金），改元天命，自此公开与明抗衡。天命三年（1618）四月，努尔哈赤以《七大恨》誓师统兵攻陷明抚顺、清河等地，后金由防御转入进攻，从此改变了辽东的形势。六年二月，努尔哈赤率领大军相继攻占沈阳、辽阳等七十余城，辽河以东尽为后金所有。为了加强对新占领区的统治，迁都沈阳。努尔哈赤进入辽沈地区以后，实行"计丁授田"，使原来的汉族农民沦为农奴，引起汉民的反抗及大量逃亡。十年十月，又下令实行"编丁立庄"，把汉民编入汗、贝勒的庄中，使汉人遭到更残酷的剥削。加以大量掠夺人口，任意强占财物、屠杀汉民，加深了民族矛盾。努尔哈赤对汉民政策的失误，

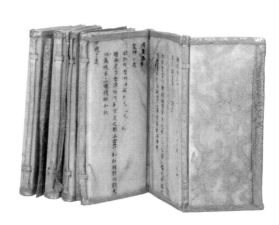

清太祖高皇帝努尔哈赤谥册

使得后金政权无力再向外发展。

天命十一年（1626）正月，努尔哈赤乘明辽东经略高第放弃关外、退守关内之机，统率大军进攻宁远（今辽宁兴城），被宁远守将袁崇焕击败，损失惨重。这是努尔哈赤对明战争以来第一次遭受挫败，他满怀愤恨返回沈阳。七月身患毒疽，八月病死。葬沈阳福陵。

［十五、多尔衮］

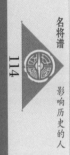
清朝入关时的摄政王。清太祖努尔哈赤第十四子，时称九王。

天聪二年（1628）以初次从征察哈尔多罗特部有功，赐号墨尔根代青（满语，聪明之意）。此后多次带兵征战，为清太宗皇太极所器重，逐渐跃居于后金军主要统帅之列。崇德元年（1636）封和硕睿亲王。

崇德八年，皇太极因病突然去世，年仅六岁的顺治帝即位，由多尔衮与济尔哈朗共同辅政。不久，多尔衮集大权于一身，各衙门关白政事、记录档册皆以多尔衮为先。

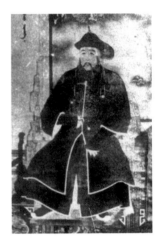

多尔衮

顺治元年（1644）三月，李自成攻下北京，推翻了明王朝。清朝统治者乘机立即向关内进军。四月，多尔衮与明山海关总兵吴三桂败李自成于山海关。五月，多尔衮入京。九月，迎福临至北京，正式宣布清朝对全国实行统治。多尔衮位崇功高，权势日增。是年加封为叔父摄政王，五年又尊为皇父摄政王，以皇帝之尊亲代行皇帝职权，成为清入关初年的实际统治者。

多尔衮摄政时期，以入关前已经建立的政治制度为基础，进一步仿照明制，加强封建专制政权。在维护“权归满人”的同时，对汉族地主阶级、故明官员采取了“官仍其职，民复其业，录其贤能，恤其无告”的政策。令原明朝各衙门官

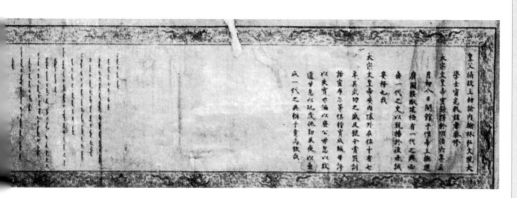

摄政王多尔衮敕谕

员照旧录用。顺治五年又设六部汉尚书、都察院汉左都御史各一员。为发挥汉族官员在政权中之作用，六年，下令禁止满洲诸王干预各衙门政事及指摘内外汉官。为广泛招徕汉族地主阶级，又礼葬明崇祯帝、后，开科取士，网罗人才。

清代中央集权的加强，经历了皇帝与旗主、诸王之间的不断斗争而逐步实现。多尔衮采取措施限制由满族贵族、大臣组成的"议政王大臣会议"的权力，集权力于摄政王之手。又罢诸王兼理六部事务，以各部事务由尚书掌管。诸王有干预各衙门政事者即行治罪，从而又推进了皇太极以来的中央集权。

清军入关之后，李自成军退回陕西，张献忠驻军四川。明臣史可法、马士英等拥立福王朱由崧于南京。多尔衮先以重兵追击李自成于陕西、湖北，复命豪格入四川攻张献忠。顺治二年，派兵下江南，渡长江，破南京，福王政权亡。三年，清军入浙江，六月破绍兴，南明鲁王监国遁走入海；八月清军入福建，破延平、汀州，唐王朱聿键被执，隆武政权灭亡。清军相继入湖南、江西、浙江、福建、广东、广西等省。多尔衮摄政七年，除西南之云贵等地尚有南明桂王政权及农民军之余部、东南海上有郑成功之抗清活动外，清军已占有全国大半地区，为清朝建立全国政权打下基础。

为维护满族贵族利益，多尔衮摄政期间的一部分政策激化了民族矛盾与阶级矛盾，尤以剃发令、圈地令、逃人法、易服、投充等项，在一定地区内造成社会动荡不安。

顺治七年冬，多尔衮出猎边外死于喀喇城（今河北滦平东）。被追尊为"诚敬义皇帝"。顺治帝亲政后，被首告"阴谋篡逆"，诏削爵，平毁墓葬，家产籍没。乾隆四十三年（1778），乾隆帝为多尔衮昭雪，恢复了多尔衮睿亲王封号，世袭罔替，成为清代八家铁帽子王之一。

[十六、年羹尧]

清朝康熙、雍正时名将。字亮工，号双峰。汉军镶黄旗人。

康熙三十九年（1700）进士。四十八年，任四川巡抚。五十七年，升四川总督兼管巡抚事。六十年，改任川陕总督。曾多次督兵剿抚辖区内少数民族武装。蒙古准噶尔部的策妄阿拉布坦攻袭西藏，清廷以大军西征，又遣兵入藏。年羹尧以定西将军衔率军征剿，平定西藏。雍正元年（1723）授抚远大将军，青海蒙古台吉罗卜藏丹津叛乱，奉命进讨，督军至西宁，以功加太保，封公爵。次年，朝廷从年羹尧议，以岳钟琪等率兵四路进剿，大破叛军。罗卜藏丹津以残部两百余人遁入准部，青海平定。朝廷准年羹尧议，定青海善后事宜，加强中央政府对青海等地之统治。

年羹尧与雍正帝关系甚密，参与雍正帝在诸皇子争位过程中许多活动。复恃功骄纵，威权自恣，遭雍正帝猜忌。三年三月，以其在章奏中将"朝乾夕惕"写作"夕惕朝乾"，责其有意倒置。旋以其"怠玩昏聩"，调任杭州将军。又以众官交章劾奏，罢将军任，尽削其职、爵，逮至京师问罪。是年十二月（1726年1月），以92款罪被勒令自尽，其一子处斩，诸子年十五以上皆戍边。著有《治平胜算全书》《年将军兵法》。

年羹尧手迹

［十七、阿桂］

清朝乾隆时大臣。字广廷，号云岩。章佳氏。满洲正蓝旗人，后以新疆战功抬入正白旗。大学士阿克敦子。

乾隆三年（1738）举人。初以父荫授大理寺丞，累迁至吏部员外郎、军机章京。十三年，从兵部尚书班第参金川军事，后擢至内阁学士。二十年，值用兵准噶尔部，命赴乌里雅苏台督台站，参与平定准、回兵事。战后，先驻阿克苏，旋移驻伊犁。上言驻兵、屯田诸策，皆允行，命经理之。又疏定约束章程，建绥定、安远二城。授予骑都尉世职。二十八年，召还京，授军机大臣。三十二年，授伊犁将军。三十六年，派赴金川，后授定西将军主持金川军务。四十一年，金川平，以功封一等诚谋英勇公，授吏部尚书、协办大学士，班师叙功列第一。次年，拜武英殿大学士。此后十数年，多次出办河工及江浙海塘工程、湖北荆州堤工。又统师镇压甘肃通渭石峰堡田五领导的起义等，颇得乾隆帝器重。出则付以重任，入则综理部务。与和珅同列多年，既不与之同流合污，也不能有所匡正。嘉庆二年（1797）八月卒。

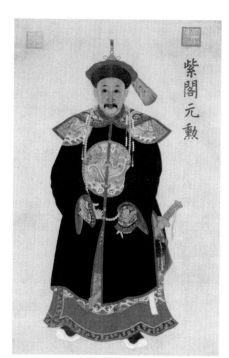

阿桂